目・肩・腰に効く 完全版 指ヨガ

# 揉揉手指的
# 驚人自癒力
# 【完全版】

從肩頸痠痛、偏頭痛、生理痛、
五十肩到便祕，每天按摩 1 分鐘，
就能立即舒緩的手指瑜珈按摩法

吉地惠 監修

# 前言 ～什麼是手指瑜珈？～

## 隨時都能輕鬆做，用手指療護全身

　　多年前，我還是某高中的健康體育老師，現在則是「阿惠老師手指瑜珈」的負責人。「阿惠老師手指瑜珈」是以手指瑜珈創始者龍村修先生所提倡的方法為基礎，再由我獨自創立的全身療護。手指瑜珈只需活動手指就能調整身心狀態，效果等同於全身瑜珈，而且還能「改善血液循環」。

　　我們體內的內臟器官要從血液獲得氧氣與營養才能運作。因此，我認為身體不適的原因，可能就是「體內血液循環變差」。

　　原為高中老師的我，為何會成為手指瑜珈的指導員呢？
　　還在學校任教時，我為拒學、繭居的孩子及其家人做過心理諮商。剛開始，許多孩子都會拒絕面談。如今回想起來，當時的我實在不夠了解孩子的心。

那時我剛好有了學習選擇理論心理學的機會，進而得知「人的行動不是因為外界的刺激，而是內心產生的動機」。這件事使我察覺到，孩子只是希望被傾聽、被認同。我卻只想著趕快解決問題，「要讓孩子恢復正常」，用大人的思維強迫孩子接受。其實只要理解並認同孩子的心情，他們自然會有所行動。

　　此後，每當我進行心理諮商時，不會一開始就提出建議，而是先聽對方說話，認同當下的狀態。結果，孩子也出現了變化。正當我想致力於心理諮商的念頭越來越強烈時，接觸到手指瑜珈。某位朋友告訴我，手指瑜珈是透過手掌的療護，調整全身的健康狀態。於是，有長年腰痛困擾的我，抱著姑且一試的心態去參加講座。手指瑜珈確實讓腰痛獲得改善。

透過那個講座，我學到頭痛、肩頸痠痛、腰痛等不適症狀的一般療護方法，2009 年課程結束，那年 57 歲的我向任教的高中申請優退。成為手指瑜珈指導員之前，我與不少人有過交流，累積實際的體驗。

手指瑜珈是改善身體不適的自我療護（＝可獨自進行的保養），同時也是為別人進行療護的方法。透過手與手的接觸，能夠更加理解對方，深化彼此的關係。為孩子或其家人進行心理諮商時，進行手指瑜珈有助於打開彼此的心。

無論大人小孩，希望大家都能身心健康，找到發揮自我的歸屬，期盼這社會成為人人皆可安適自處的狀態。如果「阿惠老師手指瑜珈」能為各位帶來幫助，我將感到十分榮幸。

吉地　惠

# 第 1 章 「手指瑜珈」練習篇 1
## 輕鬆消除「不同部位」的難解不適症狀

# 第 2 章 「手指瑜珈」運用篇
# 協助他人做，能夠促進溝通

## ○元氣體驗分享 2

# 第 3 章 　「手指瑜珈」練習篇 2
# 輕鬆消除「不同場合」的惱人不適症狀

## ● 女性的困擾

## 第 4 章　「手指瑜珈」練習篇 3
# 輕鬆消除「不同職業」的疲勞與疼痛

# 手是「人體的縮圖」

給予適當刺激，改善全身的血液循環

# 手——從頭到腳，全身的表徵

我學習的是出自龍村修老師的「手指瑜珈」，當中提到中醫的「部分即整體」這個概念。簡而言之，意思就是「當手部受到刺激後，那個刺激的反應會遍及全身」。

「阿惠老師手指瑜珈」便是以此為基礎，加上「想要消除身體的不適，必須改善『血流不順』」而重新構成的自我療護方法。

P20 的插圖就是「部分即整體」的概念圖。身體的內臟或器官狀態全都顯現在手指、手掌與手背。例如，中指的指尖對應的是頭部，想緩和頭痛症狀就揉按中指的指尖。揉按對應部位的指尖，使血流恢復正常就能緩解症狀。手指瑜珈是透過手指進行全身療護的方法。

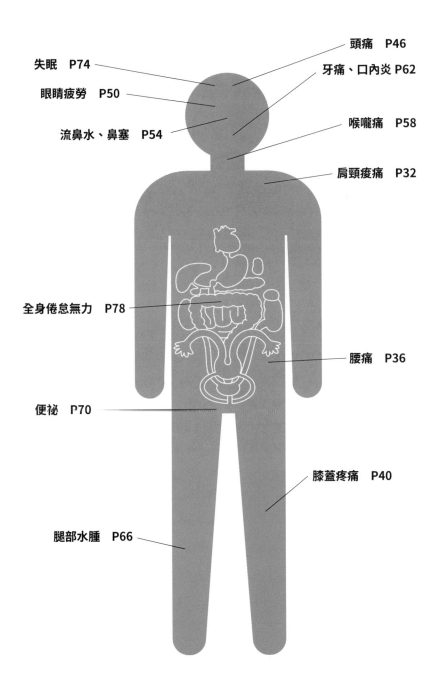

失眠　P74

眼睛疲勞　P50

流鼻水、鼻塞　P54

頭痛　P46

牙痛、口內炎 P62

喉嚨痛　P58

肩頸痠痛　P32

全身倦怠無力　P78

腰痛　P36

便祕　P70

膝蓋疼痛　P40

腿部水腫　P66

# 深呼吸與
# 擺動手腕

只是按一按手掌，對身體真的有效嗎？

應該不少人有這樣的疑問或擔憂。我的回答是，姑且不論信或不信，請先試一試。那麼，開始進行囉！

首先，先來做熱身運動，不，是熱身「呼吸」。這與一般做瑜珈的時候一樣，深深地、緩緩地吐氣與吸氣。進行 1 ～ 3 分鐘左右的腹式呼吸，站著或坐著都沒關係。熱身呼吸的最大目的是，讓心情穩定。

當內心變得平靜，開始放鬆身體。試著慢慢轉動身體各處的關節。擺動手腕、緩緩扭肩、轉動頸部，或是坐著晃動雙腳、左右扭腰等，隨意活動即可，目的是在放鬆身體。

〈深呼吸〉

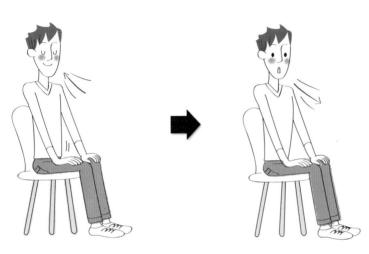

〈擺動手腕〉

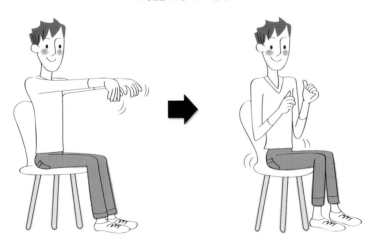

# 提高手指瑜珈
# 的效果

　　仔細揉按手掌約 1 分鐘。普通的「揉一揉手」也可以，但我建議的方法是用一隻手的拇指隨意按壓另一隻手的手掌。按完 1 個地方後，接著往其他地方按，整個手掌都要按到。比起只按一隻手，兩手都按，效果更佳。

　　邊慢慢吐氣邊輕按，這是基本原則。

　　光是這樣，就能促進全身的血液循環，你會感到身體變得暖呼呼。進行這個動作時，請保持緩慢的呼吸，重複吸氣與吐氣。

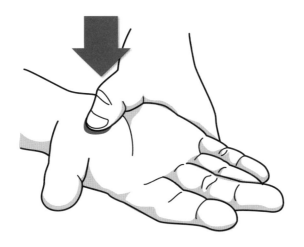

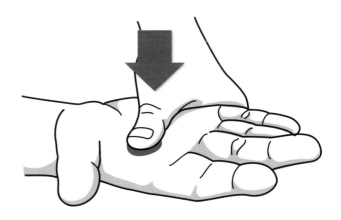

# 慢慢進行
# 手指瑜珈

接下來是劈腿伸展操。話雖如此,並不是真的劈腿,而是以手指代替。各位可以感受到手指瑜珈與全身瑜珈有著相同效果。

①坐在地上,打開雙腳。確認並記住雙腳能夠打開到什麼程度、角度。

②雙手的拇指、食指依照右頁的插圖所示,邊「呼〜」地吐氣,邊以能夠忍受的強度推伸,大約 5 次。這是「熱身手指瑜珈」。

③再次坐回地上,試著打開雙腳,身體向前屈伸。

你也發現了對吧?做完熱身手指瑜珈,腿打開的角度變大了。這個手指瑜珈等同於讓下半身關節可動範圍變大的伸展操。

熱身運動到此結束!下一章將進入實際的手指瑜珈練習。

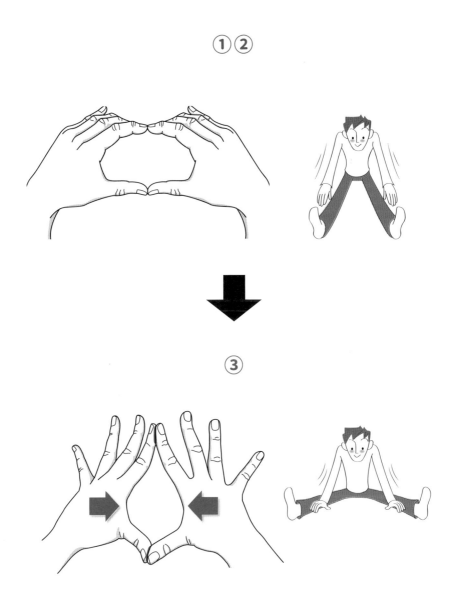

# 「部分＝整體」手掌

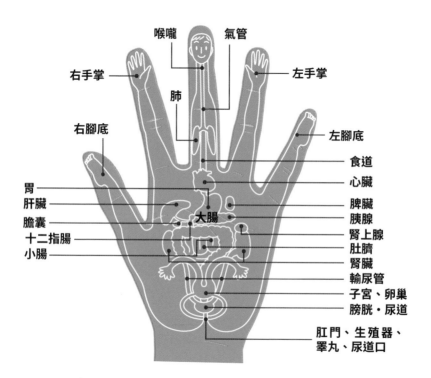

- 喉嚨
- 氣管
- 右手掌
- 左手掌
- 肺
- 右腳底
- 左腳底
- 食道
- 心臟
- 胃
- 脾臟
- 肝臟
- 胰腺
- 膽囊
- 腎上腺
- 大腸
- 十二指腸
- 肚臍
- 小腸
- 腎臟
- 輸尿管
- 子宮、卵巢
- 膀胱・尿道
- 肛門、生殖器、睪丸、尿道口

手掌與手背囊括了全身各個部位。手指瑜珈分為雙手進行，以及右手或左手單手進行的方式。

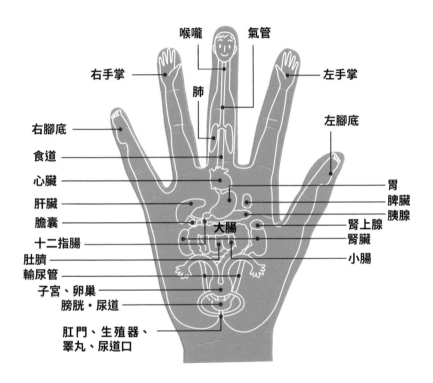

喉嚨　氣管

右手掌　　　　　　　　　　　　　　左手掌

肺

右腳底　　　　　　　　　　　　　　左腳底

食道

心臟　　　　　　　　　　　　　　　胃

肝臟　　　　　　　　　　　　　　　脾臟

膽囊　　　　　　　　　　　　　　　胰腺

十二指腸　　　　　大腸　　　　　　腎上腺

肚臍　　　　　　　　　　　　　　　腎臟

輸尿管　　　　　　　　　　　　　　小腸

子宮、卵巢

膀胱‧尿道

肛門、生殖器、
睪丸、尿道口

# 「部分＝整體」手背

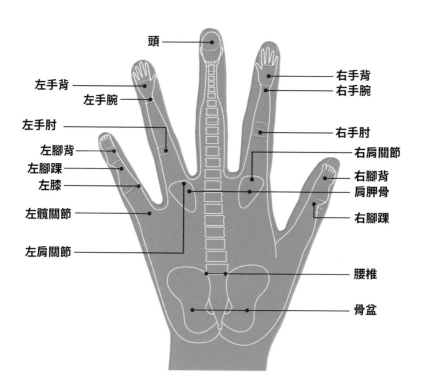

頭

左手背
左手腕

左手肘

左腳背
左腳踝
左膝

左髖關節

左肩關節

右手背
右手腕

右手肘
右肩關節
右腳背
肩胛骨

右腳踝

腰椎

骨盆

揉按手背面時，基本上是順著指骨輕按。

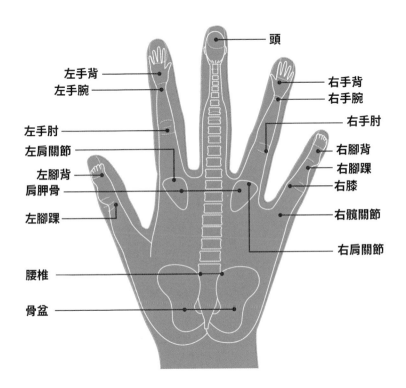

頭

左手背
左手腕

右手背
右手腕

右手肘

左手肘
左肩關節

右腳背
右腳踝
右膝

左腳背
肩胛骨

左腳踝

右髖關節

右肩關節

腰椎

骨盆

右

　　不同於穴道指壓，手指瑜珈是揉按手上對應疼痛或變硬的
部分。

# ＜揉按手掌→對症療護＞ 為原則

改善出現症狀的部位之前，先促進全身的血液循環，再進行針對症狀的手指瑜珈，疏通停滯的血流。想改善症狀必須按部就班，做完 Step1、2、3 後，再做第 1 章「不同部位」的手指瑜珈。

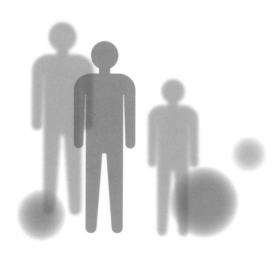

# 偶爾協助他人→
# 請他人協助

能夠獨自進行是手指瑜珈的魅力，但有時候可以請父母或兄弟姊妹、孩子、朋友、同事幫忙。這麼一來，或許會發現一直以來忽略的硬塊。

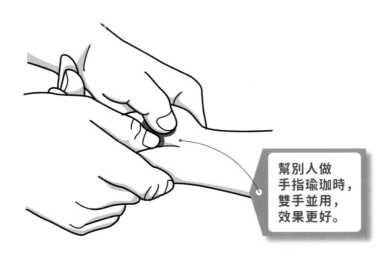

幫別人做
手指瑜珈時，
雙手並用，
效果更好。

# 「手」法多元，
# 不只是按壓

---

**不**必準備任何道具，只需要手與手指，隨時都能簡單進行。

「手指瑜珈」顧名思義，活動的部位不是全身，而是手與手指。無論大人、小孩，站著坐著都能做正是其魅力所在。

手掌的運動神經是腳底的 30 倍，感覺反應比腳底更敏銳。用一隻手的手指碰觸另一隻手的手掌時，請先輕柔撫觸，再嘗試不同的摸法。

例如，似摸非摸般的觸摩、溫柔的輕撫、用指腹輕輕摩擦生熱、輕緩地按壓、邊慢慢吐氣邊用力按、用拇指與食指以夾握的方式用力按壓手掌和手背，或是邊揉按邊找出有硬塊（顆粒感）的地方。手指瑜珈的「手」法，由你自己決定。

## ① 輕輕觸握

　　以輕輕觸摸或握住的方式，把手指放在對應感到不適部位的地方。利用指腹觸摩，找出不舒服或疼痛的部位。這麼做，進行療護時就不會直接碰觸到患部。

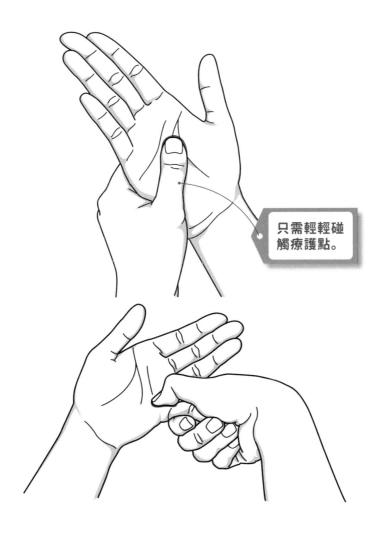

只需輕輕碰觸療護點。

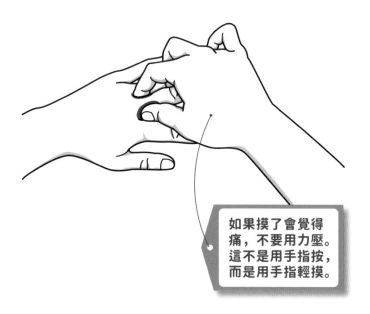

如果摸了會覺得痛，不要用力壓。這不是用手指按，而是用手指輕摸。

## ② 邊吐氣邊輕按

## ③ 邊吐氣邊用力按

邊「呼～」地慢慢吐氣，邊用食指與拇指用力捏按，像是要把疲勞物質推出體外似的。

## ④ 摸到顆粒感或感到疼痛時

有時用手指觸按手掌會發現變硬或感到疼痛的部位。那些異樣感若是出現在指腹，表示對應部位有不適症狀，可能是疲勞累積所致。這時候，不要隨便出力揉按，請試著

溫柔地輕按。有時光是這樣就能獲得改善，這正是手指瑜珈的優點如果摸了會覺得痛，不要用力壓。這不是用手指按，而是用手指輕摸。

## ⑤ 指尖→根部

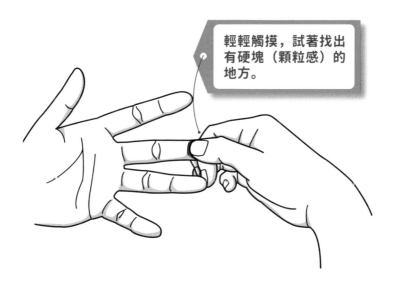

輕輕觸摸，試著找出有硬塊（顆粒感）的地方。

　　舉個例來說，用拇指與食指抓捏另一隻手的手指（例如中指）。對照 P20 的插圖就會知道，中指的指尖對應頭部，第 2 關節處對應氣管，下方對應肺部。從指尖往根部慢慢抓捏，給予刺激。

## 優點與注意要點

## ● 手指瑜珈的優點

- ・隨時隨地都能獨自進行。
- ・兩人一起互為對方做，效果更佳。
- ・不會直接碰觸到疼痛的部位。

## ● 注意事項

- ・手指瑜珈是獨自進行的療護（保養）方法，並非醫學性的「治療」。
- ・效果的顯現方式、狀態的變化因人而異。
- ・基本上一天進行的次數不拘，但增加次數、加強刺激未必能提高或促進效果。
- ・有些療護有次數、時間點的限制。
- ・請避免在餐間或餐後進行。
- ・酒精會加速血液循環，飲酒後請勿進行。

# 第 **1** 章

## 「手指瑜珈」練習篇 **1**

### 輕鬆消除「不同部位」的難解不適症狀

# 肩頸痠痛

## ▶消除肩膀痠痛的療護點

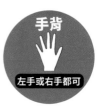

手背

左手或右手都可

左手

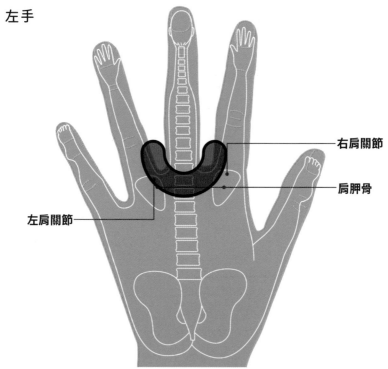

右肩關節

肩胛骨

左肩關節

消除肩膀痠痛的療護點在手背面、中指的第 2 關節下方至根部，以及根部的關節周圍。用像在按摩肩膀的感覺揉按中指的根部。

此外，有肩膀痠痛煩惱的人，頸部至後腦勺也感到痠痛的人不在少數。

## ▶消除頸部痠痛的療護點

右手

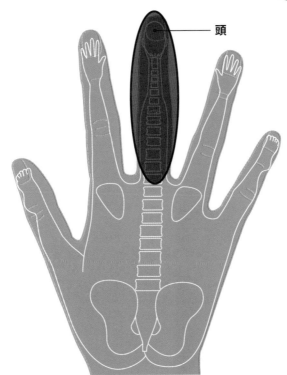

頭

　同樣以揉按的方式消除頸部痠痛，從中指的第 1 關節輕輕揉按至根部附近。

## ▶手指瑜珈實踐法

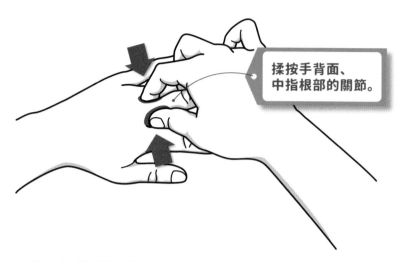

揉按手背面、
中指根部的關節。

進行完「揉按手掌」後，用拇指與食指以夾握的方式輕輕抓捏手背面、中指的第 2 關節下方至根部。接著，將根部的關節輕輕揉按一圈。

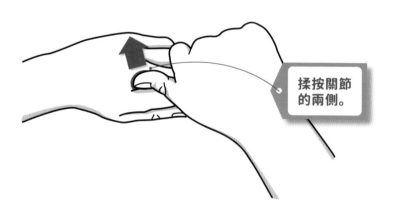

揉按關節
的兩側。

這個手指瑜珈等同於按摩頸部至肩胛骨一帶。仔細且緩慢地揉按是重點。

揉按手背面、中指根部的關節。揉按關節的兩側。

## 補·充·叮·嚀

# 肩頸痠痛要
# 雙管齊下
# 揉按頸部＋肩膀

　　長時間的文書工作導致肩膀痠痛，做家事、帶孩子累到肩臂無力——「肩頸痠痛」是不分男女年齡，最常見的身體煩惱。

　　如前文所述，要緩解肩頸痠痛，請揉按後腦勺至頸部。肩頸痠痛是支撐頭部的頸部、支撐頸部的肩膀，以及背部的肌肉緊繃所致。

　　頸部痠痛的療護是中指的第 1 關節下方至根部，肩膀痠痛的療護是手指根部的關節周圍，請輕輕揉按 1 分鐘左右。如果覺得痛，請斟酌調整力道至可忍受的強度，一天進行的次數不拘。

# 腰痛

## ▶消除腰痛的療護點

左手

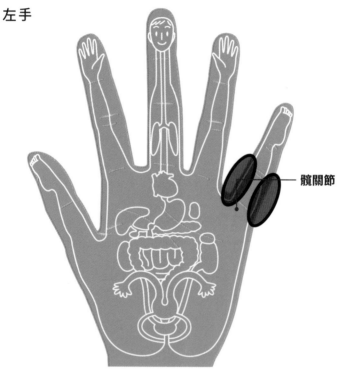

髖關節

　腰部緊繃、沉重疲倦——消除腰痛的療護點是在手掌面、小指根部的兩側。這兒對應髖關節，輕輕揉按可促進手部的血液循環。

　覺得腰部緊繃時，請試著用力揉按雙手的小指根部。

# ▶改善閃到腰的療護點

左手

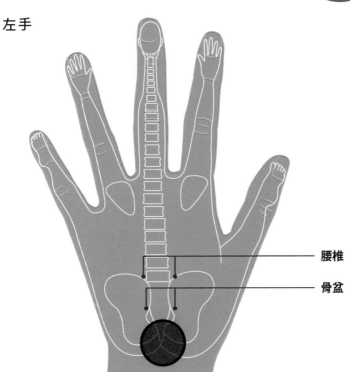

腰椎

骨盆

　突如其來的閃到腰，又稱為「魔女的一擊」。欲改善劇烈的疼痛，從手背面順著中指關節往下，快接近手腕的凹陷處就是療護點，兩手都要按。

　同時也要「揉按手掌」，如此一來就能促進腰椎、骨盆周圍的血液循環。

## ▶手指瑜珈實踐法

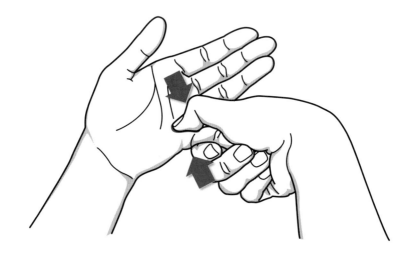

改善腰痛的手指瑜珈是以脊椎為中心，從腰椎至骨盆、髖關節的療護，兩手都要進行。對應髖關節的療護點不是拇指，而是小指。

揉按完雙手的手掌後，用一隻手的手指以夾握的方式，揉按另一隻手的小指根部兩側。

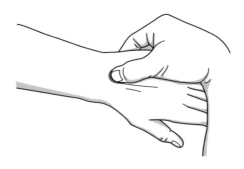

進行手指瑜珈時，有時就連療護點的背面、側面，以及周圍等處都要揉按。靜下心來邊摸邊按，感受硬度的差異。

補・充・叮・嚀

# 對應不適症狀的療護點，摸起來有「顆粒感」

對付沉重無力的腰痛，試著用手指夾住小指根部的兩側，邊輕摸邊左右移動。

抓捏時，如果覺得摸到顆粒狀硬物而且很痛，不要用力揉按，邊吐氣邊增加抓捏的次數即可。你會發現硬硬的「顆粒感」逐漸消退。

若是閃到腰，請揉按骨盆中心、腰椎外側的對應處。

有些療護點，自己摸也摸不出來，這時候不妨請別人幫忙抓捏、揉按。

# 膝蓋疼痛

## ▶改善膝蓋疼痛的療護點①

左手

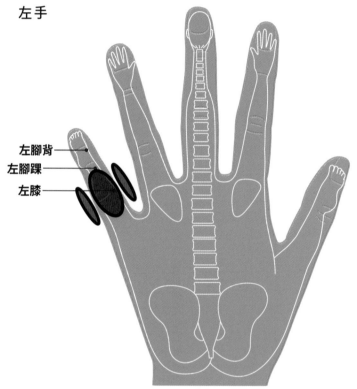

左腳背
左腳踝
左膝

　　膝蓋疼痛的療護點在手背面、小指第 2 關節的正面→關節內側→關節外側。左手的小指對應左膝，右手的小指對應右膝。

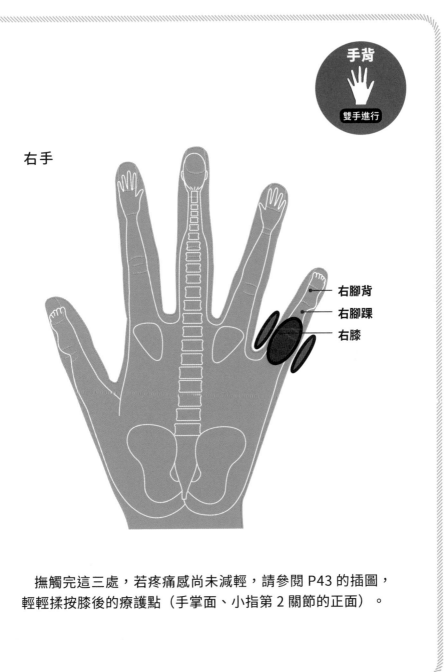

手背

雙手進行

右手

右腳背
右腳踝
右膝

撫觸完這三處，若疼痛感尚未減輕，請參閱 P43 的插圖，
輕輕揉按膝後的療護點（手掌面、小指第 2 關節的正面）。

# ▶手指瑜珈實踐法

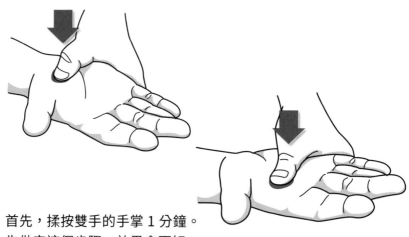

首先，揉按雙手的手掌 1 分鐘。
先做完這個步驟，效果會更好。

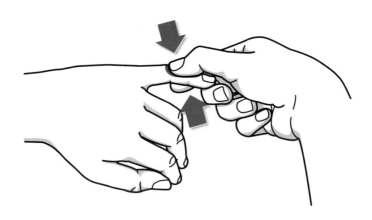

揉按完手掌後，邊吐氣邊輕觸小指第 2 關節的正面→關節內側（內膝眼）→關節外側（外膝眼）。如前文所述，撫觸完兩手的這三處，等於完成膝蓋的療護。

## ▶改善膝蓋疼痛的療護點②

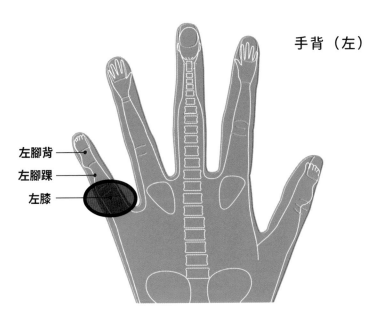

手背（左）

左腳背
左腳踝
左膝

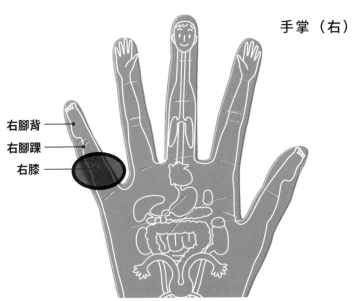

手掌（右）

右腳背
右腳踝
右膝

# ▶手指瑜珈實踐法

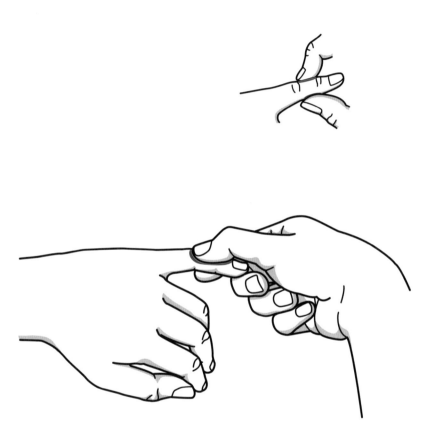

　　做完前頁的療護，若疼痛感尚未減輕，請參閱 P43 的插圖，
進行膝後（輕觸手掌面、小指第 2 關節的正面）的手指瑜珈。

# 補·充·叮·嚀

## 用手指進行膝關節的療護。
## 手掌面、側面，
## 以及手背面也要

　　膝蓋疼痛的手指瑜珈療是針對膝蓋正面、外膝眼、內膝眼的兩側，原則上是輕輕抓捏這三處。

　　抓捏完這三處後，如果還是覺得痛，請再輕觸手掌面、小指第 2 關節的正面（膝後）。

# 頭痛、偏頭痛

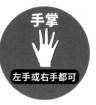

**▶改善頭痛、偏頭痛的療護點**

左手

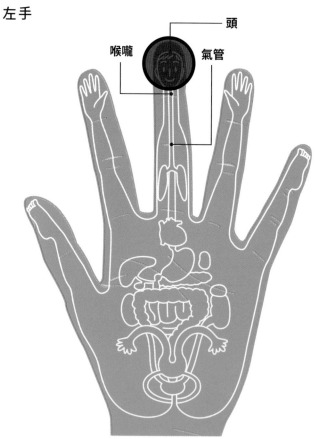

改善頭痛的療護點在手掌面、中指的第 1 關節上部。

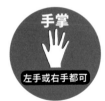

右手

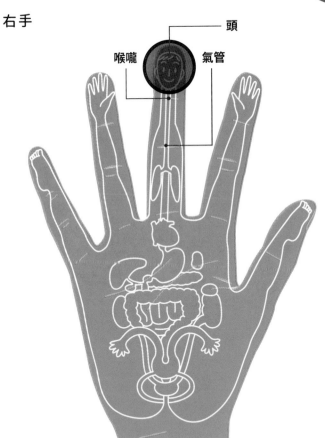

頭

喉嚨　　氣管

　　如果是偏頭痛，請針對特別痛的部位進行揉按。若是太陽穴覺得痛，請用力刺激指尖側部，若是後腦勺，請用力刺激指尖正面（指甲與指腹）。

## ▶手指瑜珈實踐法

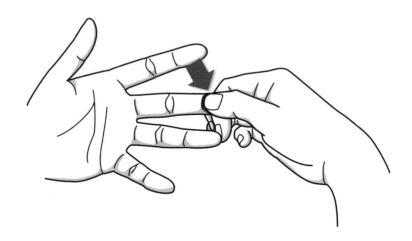

　　輕輕抓捏中指的指尖。邊慢慢吐氣，邊數「1、2、3、4⋯⋯」，有規律地用力抓捏、放鬆。這麼做已經達到按摩的效果。

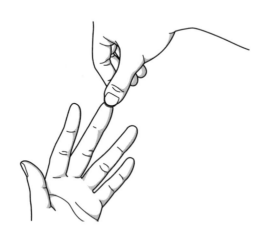

　　當療護點在手指上時，觸碰的順序不是由下（接近手腕側）往上，而是由上（指尖側）往下，這樣比較容易摸出有沒有硬塊。

補·充·叮·嚀

## 不要等到頭痛的時候才做，每天想到就做，效果會更好。

　　經常頭痛的人，輕輕撫觸中指的指尖，不少人會覺得硬硬的，手指也會感到疼痛。

　　以前來參加體驗課程的人當中，有一位學員整年都在吃止痛藥。於是我建議對方不管有沒有頭痛，每天揉按手掌，輕輕撫觸中指的指尖，並且增加次數。那個人原本只有頭痛時才會進行療護，後來變成每天都做，1 個月後聽說他的慢性頭痛治好了。

　　有慢性頭痛的人，即使不痛的時候也請進行療護，可望達到預防效果。

# 眼睛疲勞

## ▶消除眼睛疲勞的療護點

手掌
左手或右手都可

左手

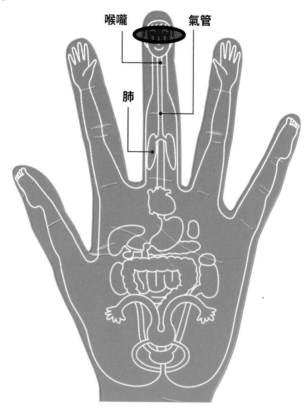

喉嚨　　　氣管

肺

緩解眼睛疲勞的療護點在手掌面、中指的第 1 關節前端。

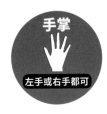

右手

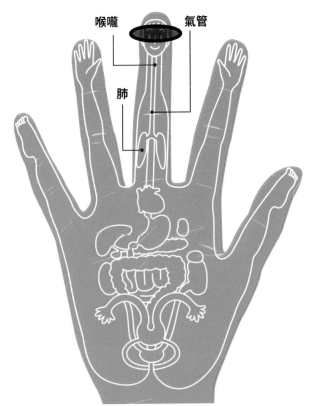

喉嚨　氣管

肺

　　將中指的第 1 關節想成是臉，輕輕撫觸相當於眼睛部分的周圍。雙眼的位置是在比指腹中心略為上方處，撫觸左手或右手的中指皆可。

## ▶手指瑜珈實踐法

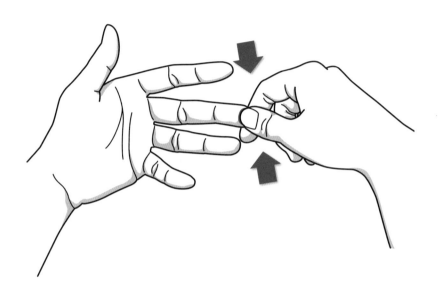

　　邊「呼～」地吐氣，邊數「1、2、3、4……」，有規律地輕輕抓捏眼睛的療護點。

　　有些人剛開始或許找不到療護點，心想「應該會有變硬的地方」或是「可能摸得出顆粒感」，卻怎麼找都找不到。不要心急，多試幾次。要是真的找不到，請輕輕抓捏整個部位。

**補·充·叮·嚀**

# 請利用工作空檔持續進行30秒的手指瑜珈

　　眼睛乾澀，看電腦覺得很吃力、眼睛深處感到疼痛，工作效率變差。只要改善血液循環，就能緩解這些症狀。

　　眼睛疲勞的人，中指指尖的眼睛療護點，摸起來會硬硬的。請利用工作空檔，進行 30 秒～ 1 分鐘的手指瑜珈。血液循環變得順暢，眼睛的疲勞感就會消失，覺得輕鬆許多，原本看文件或電腦時的不適感也會改善。

　　只要 30 秒就能完成療護，相當適合用眼過度的人。

# 流鼻水、鼻塞

## ▶改善流鼻水、鼻塞的療護點

手掌
左手或右手都可

左手

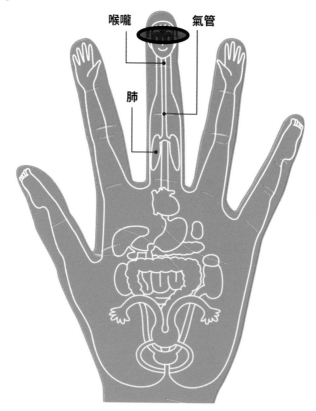

喉嚨　　　氣管

肺

改善流鼻水、鼻塞的療護點在手掌面、中指的第 1 關節至指尖，以及指紋的部分。

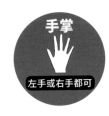

右手

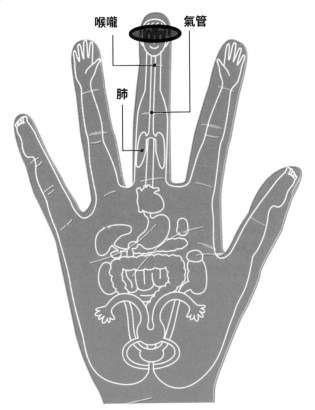

喉嚨　　　　　氣管

肺

　　　左手或右手皆可。如插圖所示，將中指的第 1 關節至指尖想成是臉，請輕輕抓捏相當於鼻子部分的周圍。

## ▶手指瑜珈實踐法

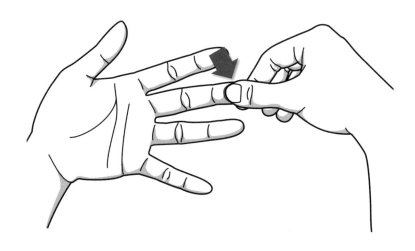

　　促進鼻子的暢通。邊吐氣邊數「1、2、3、4⋯⋯」，用一隻手的拇指與中指有規律地輕輕抓捏另一隻手的中指指尖。

　　這個手指瑜珈也有預防效果。覺得「鼻子有點怪怪的」，請輕輕抓捏中指的指尖。這麼一來，在情況變嚴重前，可望減輕症狀。

　　另外，抓捏中指時，或許會發現手指的其他部位有硬物。說不定那是該部位對應到的身體疲勞徵兆。順便一起揉按，預先進行療護。

## 補·充·叮·嚀

# 鼻水流不停真令人困擾，快來試試這個手指瑜珈。若是花粉症請試著增加次數

　　流鼻水、鼻塞的療護分為感冒引起與花粉症引起的情況，兩者略有不同。

　　若是感冒引起的情況，基本療護是 1 天做 2 ～ 3 次。若是花粉症引起的情況，請增加次數。1 天 3 次、4 次，每天持續進行。花粉症屬於過敏症狀，雖然無法完全消除，只要持續療護，過了一段時間症狀就會減輕。請勿中斷，持之以恆地做下去。

# 喉嚨痛、咳嗽

## ▶改善喉嚨痛的療護點

手掌
左手或右手都可

左手

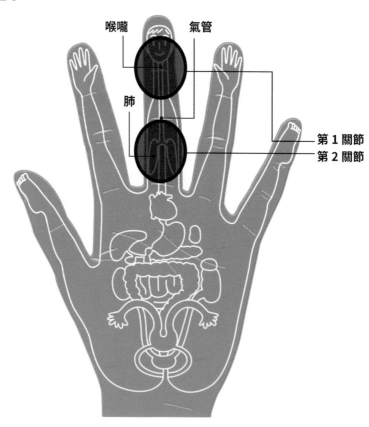

喉嚨　　　　氣管

肺

第 1 關節
第 2 關節

喉嚨痛的療護點是手掌面、中指的第 1 關節處。

## ▶鎮定咳嗽的療護點

右手

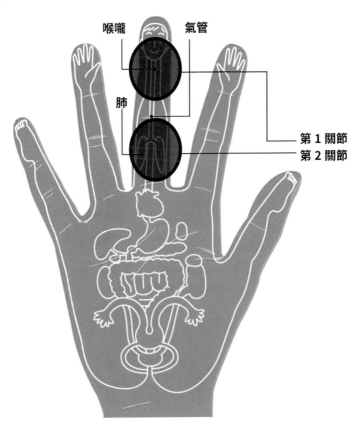

喉嚨　　　氣管

肺

第 1 關節
第 2 關節

　抓捏關節一圈，以感到疼痛的地方為中心，邊「呼～」地吐氣，邊仔細揉按。氣管發炎引起的咳嗽，療護點和喉嚨痛一樣是中指，不過是在第 2 關節處。

## ▶手指瑜珈實踐法

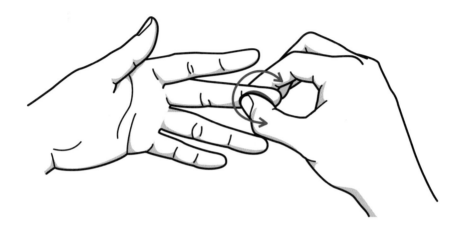

　　與喉嚨有關的症狀，先輕輕抓捏手掌面、中指第 1 關節的正面與兩側，找出感到疼痛的地方後，以該處為中心進行揉按。

　　久咳不止時，可能是氣管發炎所致，試著揉按中指第 2 關節的正面與兩側。

　　如果咳得很嚴重，請向他人尋求協助，這麼一來就會知道不能隨便用力按。

補·充·叮·嚀

# 手指瑜珈也能改善氣喘等過敏症狀，請多加活用

　　如果是氣喘，請多揉按中指第 2 關節的正面與兩側。因為氣喘是過敏症狀，可使用吸入器吸收類固醇藥物或支氣管擴張劑、抗過敏藥物。不同於藥物，手指瑜珈沒有次數的限制，想做幾次都可以，平時多做可達到預防效果。

# 牙痛、口內炎

## ▶改善牙痛、口內炎的療護點

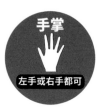

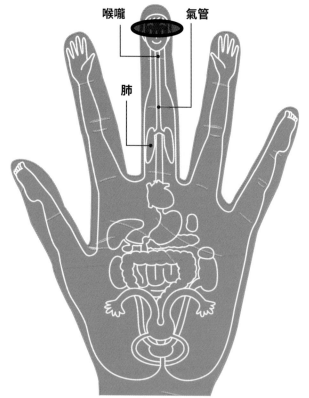

喉嚨　氣管

肺

　　手掌面、中指的第 1 關節上部相當於口腔，這兒是突發性牙痛、口內炎疼痛的療護點。

　　若是口腔右側覺得痛，中指左側是對應處，邊「呼～」地吐氣，邊輕輕抓捏。

## ▶手指瑜珈實踐法

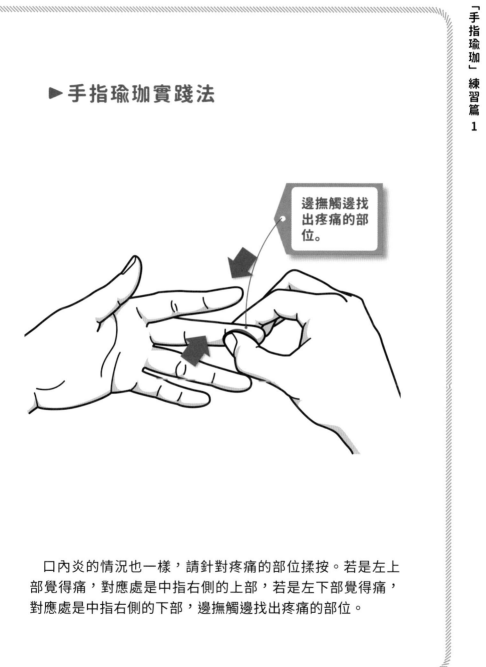

邊撫觸邊找出疼痛的部位。

　　口內炎的情況也一樣，請針對疼痛的部位揉按。若是左上部覺得痛，對應處是中指右側的上部，若是左下部覺得痛，對應處是中指右側的下部，邊撫觸邊找出疼痛的部位。

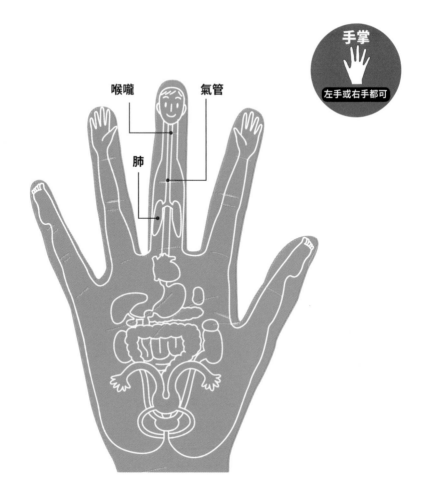

喉嚨　　　　氣管

肺

　　「中指的第 1 關節至上部」是手指瑜珈經常用到的療護點。這兒是臉部正面部位集中的地方，由上圖可知，從頭到雙眼、鼻子、雙耳、口、喉嚨的療護點都聚集在此。

　　就算沒有牙痛、未出現口內炎的自覺症狀，只要觸碰這點，就會覺得痛或是有硬塊。有時也是代表口腔周圍將要發生嚴重問題的前兆。一旦察覺了，最好先預防性地進行手指瑜珈的療護。

補·充·叮·嚀

# 無法立刻就醫時，先進行手指瑜珈幫助止痛

　　突然間犯牙痛，偏偏因為工作抽不了身，沒辦法馬上去看牙醫。或是，已經痛到等不了每週一次的掛號。遇到這些情況，在接受治療前，先做手指瑜珈緩和牙痛。

　　另外，我在體驗課程遇過不少口內炎一再復發的人。有些人快要口內炎之前，會覺得「嘴裡癢癢的」。手指瑜珈有預防效果，請務必試一試。

# 腿部水腫

## ▶改善腿部水腫的療護點

左手

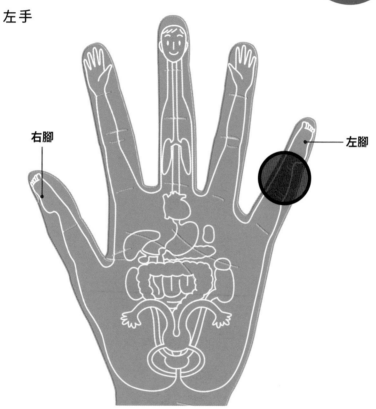

右腳

左腳

　　想要減輕腿部的水腫不適，對應小腿肚的療護點在手掌面、小指的第 1 關節與第 2 關節之間，請輕輕揉按此處。

手掌

雙手進行

右手

右腳 ——

左腳

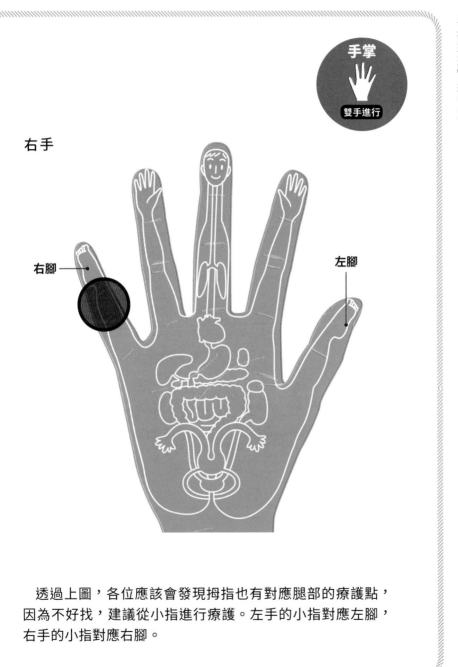

　　透過上圖，各位應該會發現拇指也有對應腿部的療護點，因為不好找，建議從小指進行療護。左手的小指對應左腳，右手的小指對應右腳。

## ▶手指瑜珈實踐法

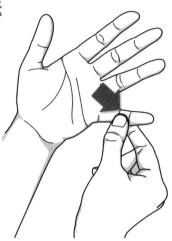

沿著小指的第 1 關節與第 2 關節之間揉按一圈,為時 1 分鐘。
如果有覺得痛的地方,以該處進行重點式的揉按。

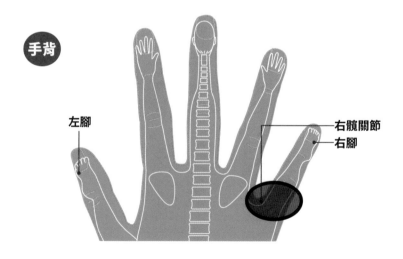

若想徹底消除水腫,髖關節的療護點(雙手的手背面、小指
根部的關節周圍)也要仔細揉按。血液循環獲得改善,下半身
自然會變得輕盈。

## 補·充·叮·嚀

# 從事久站工作者利用工作空檔做手指瑜珈讓雙腳變輕鬆

　　這個消除腿部水腫的手指瑜珈，很適合長時間站著工作的人，或是從事文書工作的人。讓血流變得順暢，水腫的情況就會消退。

　　容易水腫的人，手指瑜珈對應部位的療護點會有爆筋的緊繃感或疼痛感。請揉按該處。

　　當手指硬硬的感覺消失，小腿肚的肌肉應該也會放鬆變軟。

　　腿部水腫是因為髖關節的血流不順所致。若要進行基礎療護，請揉按雙手的手背面、小指根部的關節周圍。平時有空就做，可改善下半身的畏寒或沉重感。

# 便祕

## ▶消除便祕的療護點

手掌

雙手進行

左手

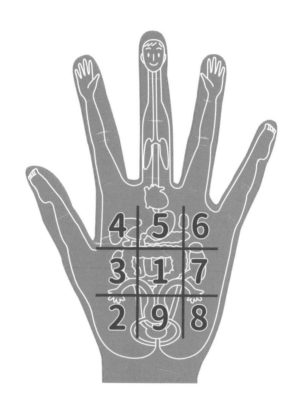

消除便祕的手指瑜珈是用到整個手掌。如圖所示,依序輕按 1～9。

右手

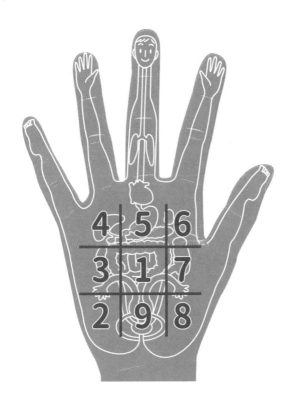

兩手的手掌並非左右對稱，請務必留意按的順序。

## ▶手指瑜珈實踐法

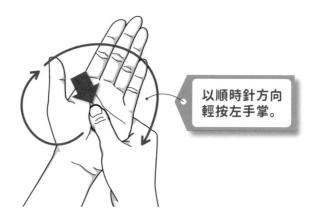

以順時針方向
輕按左手掌。

　用一隻手的手指以夾握的方式，邊吐氣邊依序輕按 1～9，
每點各按 5 秒。

　建議睡前做 3 次，若超過 3 次，有些人會因為刺激過度強烈，
導致腹瀉。

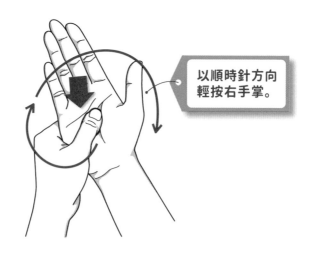

以順時針方向
輕按右手掌。

　改善便祕的手指瑜珈，兩手都是順時針方向，請勿按成逆時
針方向。

補·充·叮·嚀

# 無論便祕或腹瀉，進行手指瑜珈時請想成是在排出體內的不良物質

　　不管是便祕或腹瀉，進行手指瑜珈的目的都是調整腸胃狀況，恢復正常狀態。

　　因此，請想成是在把體內的不良物質從胃往十二指腸、小腸、大腸排出體外。

　　手掌對應胃、十二指腸、小腸、大腸的部位請參閱 P20 ～ P21，如圖所示，正好聚集在手掌的中心。那個部位也是掌管自律神經的部位。多數的急性腹瀉或胃痛皆為壓力所致，因此療護自律神經相當合理。

　　總而言之，無論腹瀉或便祕，基本上是刺激相同的部位尋求改善。再次提醒各位，進行手指瑜珈時，請慢慢地吐氣，保持穩定的心情。

# 失眠

## ▶改善失眠的療護點

左手

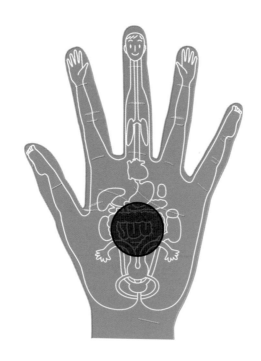

　　欲改善失眠，請揉按掌心中央凹陷處，調整自律神經的療護點。

　　內臟器官的療護點幾乎都在手掌，因為許多內臟器官受控於自律神經，所以當自律神經失調時，全身會出現各種症狀。

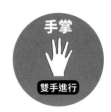

右手

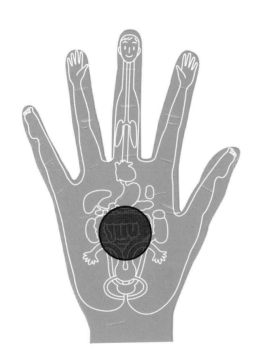

手指瑜珈常會用到這個調整自律神經的療護點。想要紓解緊張、促進熟睡，或是提高專注力都能派上用場。

## ▶手指瑜珈實踐法

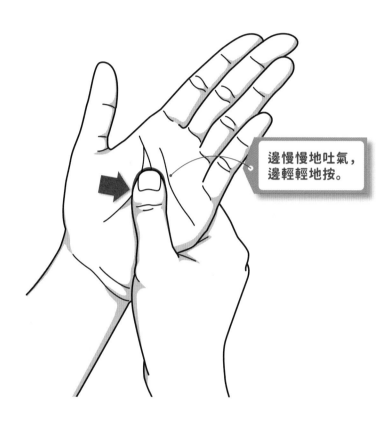

邊慢慢地吐氣，
邊輕輕地按。

　　用手指夾握住自律神經的療護點。睡前邊長長地吐氣，邊慢慢地輕按 5 次。想多按幾次也 OK。

　　因為療護點是在掌心的凹陷處，這個部位範圍很大，有些人按久了自然養成每天按的習慣。

## 補·充·叮·嚀

# 晚上熟睡到天亮
# 白天自然精神好
# 對消除焦躁不安也很有效

　　不易入睡、無法熟睡、早上很難起床等等。失眠帶來的煩惱，也可說是白天的倦怠感。只要能舒服地睡醒，起床後思緒就會很清晰。

　　另外，像是有時間午睡的假日，試試看這個手指瑜珈，短時間也能進入熟睡狀態。

　　心情低落或是煩躁的時候，試一試這個手指瑜珈，能夠幫助轉換心情。

# 全身倦怠無力

## ▶消除倦怠感的療護點

左手

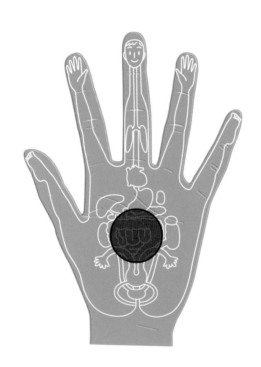

　　想要徹底消除全身的倦怠感，請進行揉按手背＋調整自律
神經的手指瑜珈。雖然造成身體倦怠的原因很多，只要改善
自律神經的失調，多半能夠恢復精神。

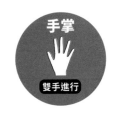

右手

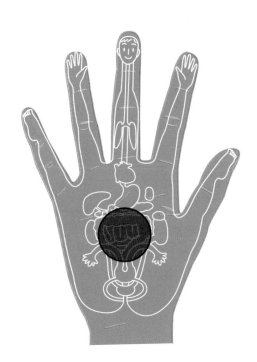

　關於手指瑜珈「揉按手掌」的位置，請參閱 P16。學會揉按手掌＋調整自律神經的手指瑜珈，對掌控每天的身體狀況大有幫助。

## ▶手指瑜珈實踐法

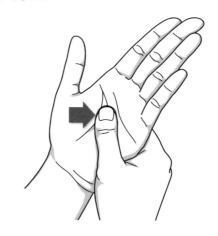

　　睡醒後，保持躺著的姿勢，進行揉按手掌。

　　接下來，用一隻手的手指夾握住另一隻手的手掌，邊吐氣邊輕按自律神經的療護點。

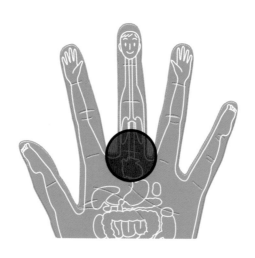

　　若是低血壓的人，請轉動雙手的手指。若是高血壓的人（請參閱 P142），請先揉按手掌面、中指的根部（心臟的療護點），然後再轉手指。

補・充・叮・嚀

## 這個手指瑜珈
## 為什麼最好是每天起床前，
## 躺在床上做？

　　來參加體驗課程的人，我總是先教對方揉按手掌（請參閱 P16）。許多累積疲勞的人，手掌都變得硬硬的。

　　當手掌被揉按後變軟，多數人的反應是「身體暖了起來」。全身的血液循環變好，身體就會放鬆。然後在那樣的狀態下，輕輕刺激手掌的自律神經療護點。

　　每天起床前這麼做，保證你一整天都「精神百倍」。

## 登山或長時間的步行，
## 可邊走邊做手指瑜珈

近年來不分男女老少，越來越多人迷上登山或健行。但是長時間走在走不慣的路是很累人的事。腳底的足弓感到無力，似乎變成了扁平足。而且，平常很少運動到的小腿肚也變得緊繃。明明距離山頂只剩下一小段路，卻不得不下山。

這時候，不妨試試「邊走邊做的手指瑜珈」。雙手的拇指與小指是腿部疲勞的對應處。腳掌是指尖，小腿肚是第 1 關節與第 2 關節之間、大腿是第 2 關節至根部之間，輕輕撫觸對應疲勞部位的部分。等到足弓恢復肌力，步行時與地面的衝擊自然會變少，進而減輕疲勞感。

外出健走或購物時，如果走累了，請務必試試看這個手指瑜珈。

# 第 2 章

# 「手指瑜珈」運用篇

協助他人做，能夠促進溝通

# 手指瑜珈是
# 透過雙手互動的溝通

**手**指瑜珈是隨時隨地都能輕鬆實行的「全身自我療護」。假如兩個人一起做，透過手與手的接觸，也能傳達彼此的想法，促成溝通效果。這是我在從事「拒學學童心理諮詢」的時候，親身體認到的事。

進行拒學學童心理諮詢時，光是見面也被拒絕是常有的事。好不容易見到面，即使不斷攀談，孩子就是毫無反應。通常這時候我會問，「可以讓我按摩一下你的手嗎？」。如果孩子願意伸出手，我們就能開始溝通。持續揉按手掌一會兒後，孩子原本冰冷緊繃的手，慢慢變得柔軟，甚至會斷斷續續地開口說話。那一瞬間足以證明，手指瑜珈開啟了孩子緊閉的心。

親子、夫妻、兄弟姊妹、朋友或是不熟的人，無論對象是誰，皆可經由雙手的接觸達成內心的交流。因生活忙碌而鮮少對話的另一半、相距遙遠，很難經常見面的父母等，

請試著去觸摸身邊的人的手。即使沒有特別不舒服的症狀，就算聊不上幾句話，還是能感覺到「雙手的觸碰很舒服」、「很溫暖」、「心情變得平靜」之類的變化。手與手之間彷彿傳達了「某些訊息」。

雙手接觸的肢體溝通可帶動內心的溝通。而且，比起用兩手為對方的一隻手做手指瑜珈，雙手同時進行，更能達到深入的溝通。接下來將透過各種實例說明手指瑜珈的魅力。

# 讓孩子知道
# 「我很在乎你喔！」

各位爸爸媽媽，當孩子哭鬧時，請試著輕摸他們的手。就算孩子還小不太會說話，透過手的觸摸，孩子可以感受到父母的關愛，進而停止哭鬧。

若是國小生年紀的孩子，出門上學前，先為孩子「揉按手掌（請參閱 P16）」，然後再輕輕按壓雙手的「自律神經療護點（請參閱 P74）」。按那個療護點可提高專注力與思考力，讓孩子的學習態度有所改變。

至於「已經長大，不願意讓人碰手」的孩子，面對父母的關心，即使表現出不耐煩的樣子，心裡其實是很高興。也許孩子會感到難為情，還是要跟他說「我來幫你揉一揉手掌吧」。

# 向另一半傳達 「感謝」 的心意

各位太太，當老公下班回到家，請試著輕輕觸摸他的手。同樣的，各位先生，吃完晚餐後也請輕輕觸摸太太的手。摸手時，有沒有覺得緊繃僵硬？如果有，那正是身體疲勞的徵兆。透過揉按手掌，促進全身血液循環，幫助對方緩解疲勞。

把握這難得的機會，用「感謝」的心，互相揉按手掌。最近很少坐下來好好聊聊的夫妻，觸碰到對方的手後，或許會聊得很開心。

疲勞感消失，心情也跟著放鬆，試著在生活中營造這樣的美好時光。

# 消除孕婦
# 內心的不安

懷孕期間，身心容易處於不穩定的狀態。為保持身心安定，不妨試試看以下的手指瑜珈：

①揉按手掌：先揉按 1 分鐘，讓手掌完全放鬆變軟（請參閱 P25）。

②緩解腰痛：揉按雙手的小指與根部周圍。

③消除腿部水腫：揉按雙手的小指第 1 關節至第 2 關節處。

④舒緩產前憂鬱：邊長長地吐氣，邊輕按掌心凹陷處 5 次。

　　上述的①～④的方法，5 分鐘內就能完成，各位先生請每晚為太太做一次。

# 能在短時間完成的療護

3 11 東日本大地震後，我前往東北的震災地擔任義工，在那兒為長期臥床的人進行過手指瑜珈。每回造訪，有些人變得更健康，甚至能夠自己起床。如果你身邊也有長期臥床的人，請試試看以下方法：

① 褥瘡的療護：早晚各進行 1 分鐘的揉按手掌，促進全身血液循環，達到預防效果。

② 頻尿的療護：尤其是夜間頻尿的人，因為淺眠易醒，經常會想上廁所。

請進行改善失眠的手指瑜珈（揉按手掌 1 分鐘＋輕按掌心凹陷處 5 次）。

# 職場應用篇 1
# 工作效率差的時候

**想**在開會時提出好點子、明明很忙卻無法集中精神……
工作表現不如預期,可能是身心疲勞所致。

當疲勞持續累積,專注力或判斷力會變遲鈍,甚至可能
發生意想不到的意外或傷害。工作中感到疲勞,或是想要
好好發揮實力的關鍵時刻,藉由揉按手掌與輕按自律神經
療護點喚醒昏沉的大腦。身體的疲勞感消失了,可望提高
專注力、判斷力、思考力。因為只需要 3 分鐘就能完成,
除了休息時間,搭電車通勤時、開會的時候也能順便做。

若是從事戶外工作的人,建議在開工前,養成做手指瑜
珈的習慣。

# 職場應用篇 2
# 提升團體合作能力

無論是工作或運動，遇到重要場合，若想發揮百分之百的實力，莫過於保持穩定的心情。與人聯手的共同作業或專案、團隊運動等，需要團體合作的時候，請務必試試看手指瑜珈。

平常做得到，正式上場卻無法好好發揮，那是因為身心處於緊繃的狀態。在任何情況下都能放鬆，臨機應變、靈活應對，維持平常心，自然會有好結果。

揉按完手掌後，邊呼～地長吐氣，邊輕按手掌中央的自律神經療護點 5 次，幫助身心放鬆。不同於左頁的是，此時最好是團隊內兩人一組，互相為彼此進行療護。透過手與手的接觸，加深同伴間的信賴關係，更加鞏固團隊的向心力。

**手指瑜珈讓運動選手
締造佳績！**

　　曾經有位田徑選手因為實行手指瑜珈，締造了「全國大賽優勝」的記錄。

　　當時還是高中生的他是校內田徑社的明星選手，始終保持優秀的記錄，然而這樣的他，其實一直隱瞞著右肩疼痛的事。

　　某天，他來找我商量，「我的跑姿很不穩，請幫幫我」，於是我教他緩解右肩疼痛的手指瑜珈。沒想到效果出乎預期的好，他跑步時變得很輕鬆。後來他說想把那個方法教給其他隊員，所以我將田徑選手容易受傷的肩、腰、腿的療護方法都告訴了他。

　　透過手指瑜珈克服右肩疼痛、改善跑姿不穩的他又刷新記錄，成功贏得全國大賽的冠軍。現在隸屬企業隊（企業組織的體育團隊），成為有望參加世界大賽的選手。

# 第 3 章

# 「手指瑜珈」練習篇 2

輕鬆消除「不同場合」的惱人不適症狀

# 忙於工作或育兒的女性

　　工作、帶孩子，成天被時間追著跑的忙碌生活造成身心不適。然而，面對這樣的狀態卻只能告訴自己，「大家都這樣」、「這也是沒辦法的事」。

　　身心俱疲的日子過久了，身體會出現不舒服的狀況。透過手指瑜珈改善女性常見的煩惱。身體的疲勞、精神方面的不適，乃至於美容保養，本章將介紹利用空檔時間就能輕鬆完成的手指瑜珈。

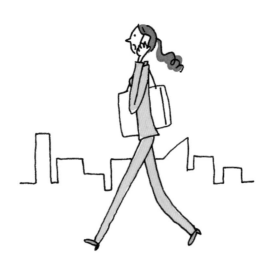

# 嚴重生理痛

## ▶改善生理痛的療護點

生理痛的輕重程度因人而異，有些人甚至會痛到必須住院。

在手指瑜珈中，掌心凹陷處略下的部分是對應生殖系統的療護點，這兒也能改善生理痛，邊吐氣邊輕按 5 次。

有體寒困擾的人也不少，血流不順是女性常見的情況。經常揉按此處，使其放鬆變軟很重要（請參閱 P20）。

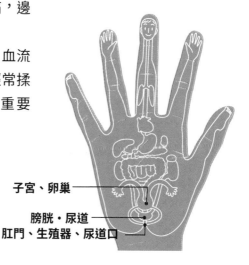

子宮、卵巢

膀胱‧尿道
肛門、生殖器、尿道口

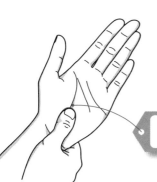

邊吐氣邊按 5 次

# 內心煩躁焦慮

手掌
左手或右手都可

## ▶舒緩煩躁焦慮的療護點

生理期時特別容易焦慮煩躁，或是心情低落。這時候，請刺激掌心的凹陷處，這兒是自律神經的療護點。邊慢慢地吐氣邊輕按，整頓起伏不定的心情。

另外，遇到情緒似乎不穩定的人，請找個適當時機，為對方進行雙手的手指瑜珈。

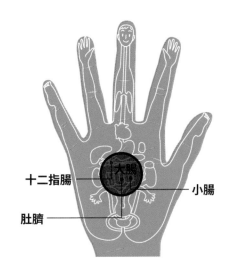

十二指腸

肚臍

小腸

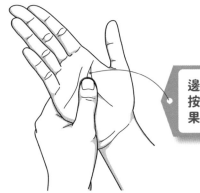

邊慢慢地吐氣邊輕按。兩手都按，效果更佳。

# 全身疲累難受

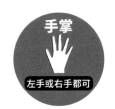

手掌
左手或右手都可

## ▶減輕全身勞累感的療護點

　　覺得身體疲憊沉重時，先揉按手掌，再刺激自律神經的療護點。1 次按 30 秒即可，按久一點也沒關係。

　　這個手指瑜珈能同時消除身心的疲勞，建議各位想到就做。

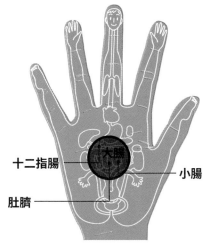

十二指腸　大腸　小腸

肚臍

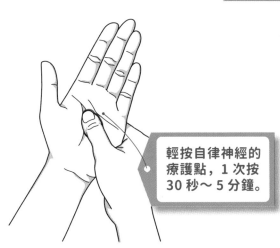

輕按自律神經的療護點，1 次按 30 秒～5 分鐘。

# 想要舒緩肩頸痠痛

## ▶消除肩頸痠痛的療護點

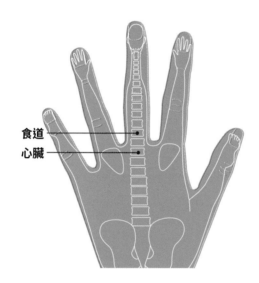

食道
心臟

　　第 1 章也曾介紹過，想要消除肩頸痠痛，請進行緩解頸部痠痛的手指瑜珈。

　　揉按完手掌後，接著揉按手背面、中指的第 2 關節下方至根部，以及根部的關節周圍。用拇指與食指，以夾握的方式輕輕抓捏，將根部的關節揉按 1 圈。

揉按手掌的方法請參閱 P16

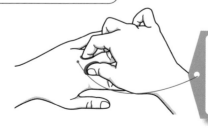

一天做幾次 OK。利用手指瑜珈讓僵硬的肩背肌肉放鬆變軟。

# 預防畏寒症（手腳冰冷）

手掌

左手或右手都可

## ▶改善畏寒的療護點

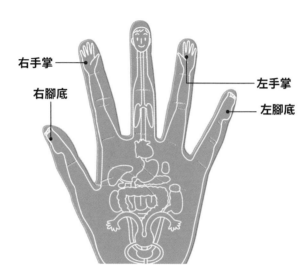

右手掌

右腳底

左手掌

左腳底

　　女性常見的「畏寒」是血液循環不良與新陳代謝降低所致，這是相當普遍的不適症狀。體溫較低的人，請養成每天揉按手掌的習慣。

　　有畏寒症的人，也請每天揉按手掌，手冷就按手（食指、無名指的指尖），腳冷就按腳（拇指、小指的指尖），針對覺得冷的部位進行療護。

揉按手掌的方法請參閱 P16

# 保養肌膚

▶ 培養美肌的療護點

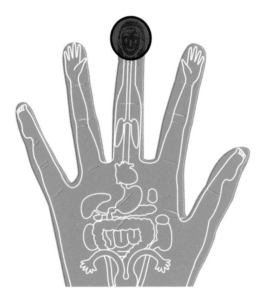

　　想改善膚況，提高臉部的新陳代謝很重要。先揉按手掌促進臉部的血液循環，再輕輕刺激對應臉部的療護點（手掌面的中指指尖）。

　　1天3次，每次3分鐘，持續做了一段時間的人都說，「皮膚變亮了」、「臉變得清爽」。這個手指瑜珈也能讓表情變開朗。

揉按手掌的方法請參閱 P16

# 緩解便祕

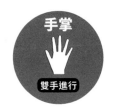

手掌

雙手進行

## ▶消除便祕的療護點

左手

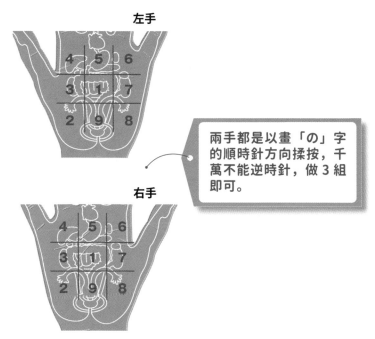

右手

> 兩手都是以畫「の」字的順時針方向揉按，千萬不能逆時針，做 3 組即可。

　　便祕的療護是在睡前進行。邊留意呼吸，邊輕輕揉按上圖的 1 ～ 9，每點各按 5 秒。

　　這個手指瑜珈的重點是，①雙手進行、②睡前進行、③務必遵照順序（雙手皆為相同順序）。

　　另外提醒各位，如果做超過 3 組（兩手各 1 次為 1 組），可能因為過度刺激造成腹瀉。

# 提升減重效果

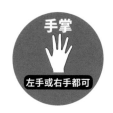

手掌
左手或右手都可

## ▶ 有助減重的療護點

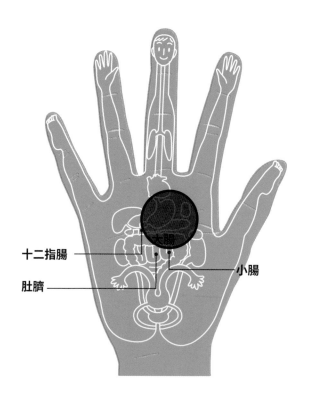

十二指腸
肚臍
大腸
小腸

　　無法順利減重的最大理由是控制不了食慾，總是忍不住吃太多。既然如此，那就試試看手指瑜珈吧！揉按提振精神的療護點1次＋消除便祕的療護點1次，雙手都要進行。

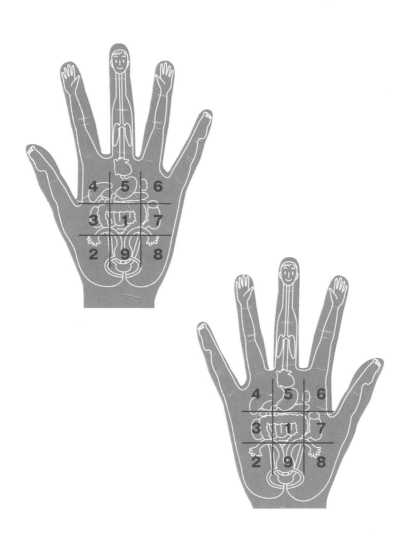

請在早上起床後與晚上睡前做。當腸胃恢復健康,精神也
會變好。

# 身心舒暢，
# 工作有效率

工作導致的身體不適或疲勞、壓力總在不知不覺中累積。去健身房運動、多留意飲食，體況管理費時費事，實在不容易。既然如此，那就每天透過手指瑜珈來維持健康吧！

此外，也可試著與上司或同事一起做手指瑜珈，提高工作效率。

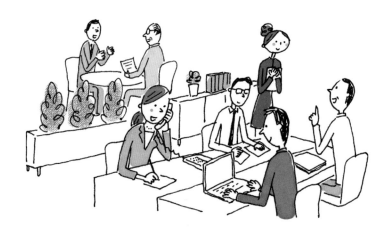

# 輕鬆起床，神清氣爽

手掌

雙手進行

## ▶暢快清醒的療護點

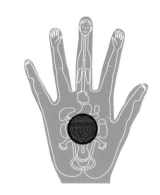

明明已經睡飽，卻總是起不來。早上起床時，老覺得腦袋昏沉沉。有這方面困擾的人，有時起床後的血壓不容易升高。藉由這個手指瑜珈加速身體的運作，早晨就能神清氣爽地迎接一天的開始。

睡前用手指夾握自律神經的療護點，邊長長地吐氣，邊輕輕揉按 5 次。血壓偏低的人，醒來後保持躺勢，轉動雙手的手指。如此一來，起床時就會覺得身體輕鬆、倦意全無。

轉手指的方法請參閱 P142

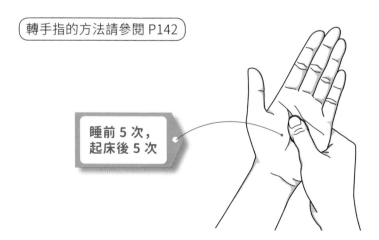

睡前 5 次，
起床後 5 次

# 提升專注力

## ▶提升專注力的療護點

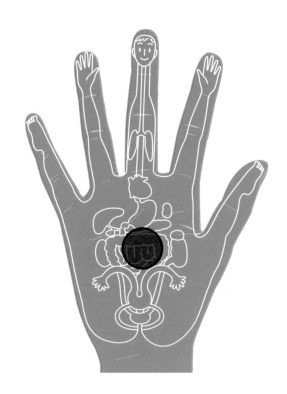

　　想要提升專注力，請刺激有助於提振精神的自律神經療護點。

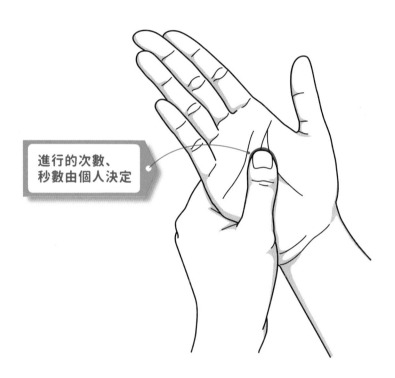

進行的次數、
秒數由個人決定

　　邊「呼～」地長吐氣，邊用力揉按。接著，鬆開手指，
深深地吸氣。然後再「呼～」地吐氣，用力按壓。次數、
秒數沒有限制，請自行決定。

# 想要放鬆的時候

## ▶ 舒緩壓力的療護點

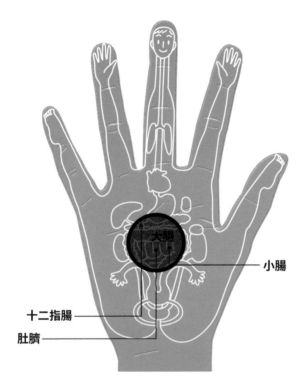

大腸

小腸

十二指腸

肚臍

開會上台發表前，或是運動比賽前，身體因為緊張變得僵硬。無法放鬆的話，恐怕發揮不了原本的實力。請透過手指瑜珈進行療護，讓身體變軟、放鬆心情。

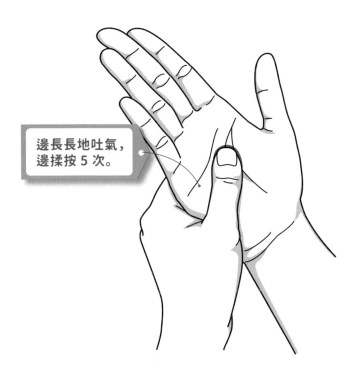

邊長長地吐氣，
邊揉按 5 次。

　揉按完手掌後，輕按自律神經的療護點。按的時候，要
「呼～」地長吐氣，總共按 5 次。除了想放鬆的時候做，
遇到必須做出重要決定的關鍵時刻，也能讓判斷力變得敏
銳。

# 眼睛疲勞

手掌

左手或右手都可

▶ 消除眼睛疲勞的療護點

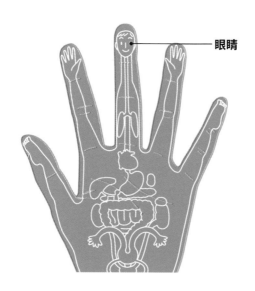

眼睛

　　眼睛極度疲勞會導致眼睛乾澀、眼底疼痛、看到的字變模糊、工作效率變差。雖然可以用眼藥水滋潤雙眼，有時間的話，請務必試一試這個手指瑜珈。

　　揉按完手掌後，邊「呼～」地吐氣，邊數「1、2、3、4⋯⋯」，抓捏手掌面、中指第 1 關節的指尖 5 秒。只是把指尖抓捏 1 圈，大約 1 分鐘就能完成，請找個適當的時機做。若每天持續進行，眼睛疲勞的情況或許就會消失。

# 無法熟睡

## ▶幫助熟睡的療護點

手掌

雙手進行

為了應付每天的工作，睡眠充足很重要。這個手指瑜珈相當適合睡眠時間不固定、不易熟睡的淺眠者。做了之後，短時間就能進入深沉的睡眠。

睡前用手指夾握住自律神經的療護點，邊長長地吐氣，邊輕輕地揉按，總共做 5 次。

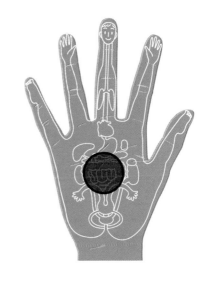

轉手指的方法請參閱 P142

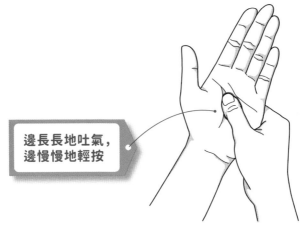

邊長長地吐氣，邊慢慢地輕按

# 精力衰退

## ▶提升精力的療護點

手掌
左手或右手都可

左手

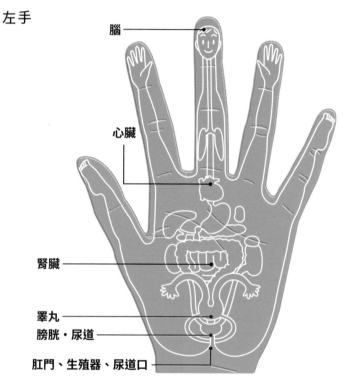

腦

心臟

腎臟

睪丸

膀胱・尿道

肛門、生殖器、尿道口

　　男性的精力會隨著年齡衰退。當然，有些人年過 60 還是能夠老來得子，但那畢竟是少數。反觀近年來 2、30 歲的青壯年，越來越多人因為疲勞或工作壓力、情緒低落等，導致精力大幅衰退。

　　總歸一句，精力旺盛的人，不管幾歲總是散發年輕的氛

右手

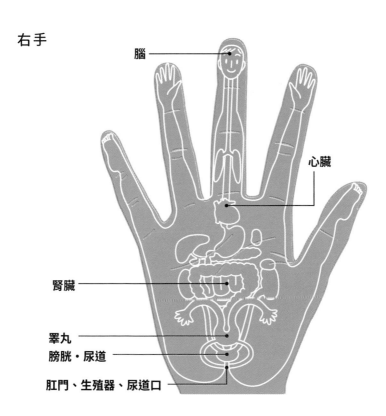

腦

心臟

腎臟

睪丸

膀胱・尿道

肛門、生殖器、尿道口

圍，充滿魅力。在此為各位介紹，能夠提振身心的手指瑜珈。

首先是，手掌中央凹陷處略下方，對應生殖系統的部分。這兒是提升精力最重要的手指瑜珈療護點。

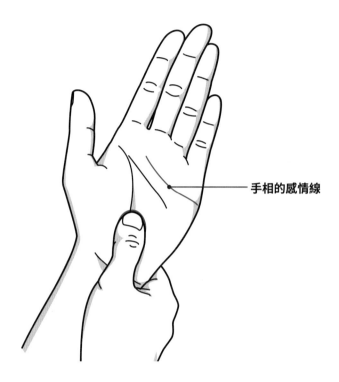

手相的感情線

　請先多做幾次緩慢的深呼吸。然後，邊「呼～」地緩緩吐氣，邊慢慢地輕按生殖系統的療護點。10 次為 1 組，至少早晚各做 1 組。起床後或睡前皆可進行。

　一天想做幾組都沒關係，各位請隨意。

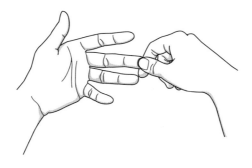

精力與大腦有著深切的關連性。看起來年輕有活力、精氣十足的人，基本上大腦的狀態都很活躍。

使大腦保持靈活的療護點是中指的指尖。邊緩緩吐氣，邊慢慢地抓捏。5 次為 1 組，早午晚各做 1 組。

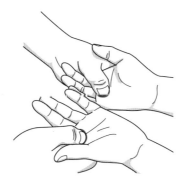

中醫認為掌管男性精力的部位是腎。順著小指的指骨往下摸，與手相中的感情線（請參閱上圖）交會處就是療護點。邊慢慢吐氣，邊用拇指確實按壓。5 次為 1 組，早午晚各做 1 組。

# 熱愛運動者的簡單肌肉保養

　　每週上健身房好幾次、有加入特定運動的隊伍，像這樣經常運動的人，在此介紹保養身體的手指瑜珈。此外，自認運動不足，或是想運動卻抽不出時間的人也有適合的手指瑜珈。

　　因為受傷或生病難以從事運動的人，建議使用手指做運動。

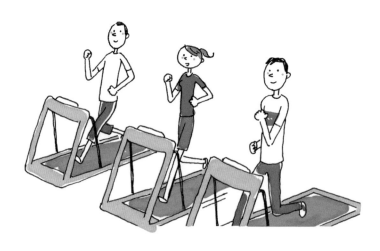

# 在意代謝症狀群的人

手掌

左手或右手都可

## ► 改善代謝症候群的療護點

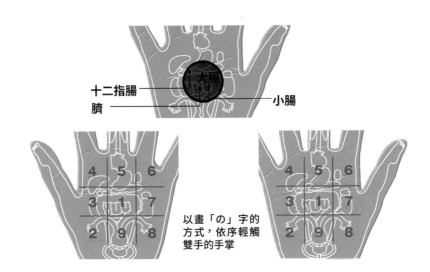

十二指腸

臍

小腸

4 5 6
3 1 7
2 9 8

以畫「の」字的
方式，依序輕觸
雙手的手掌

4 5 6
3 1 7
2 9 8

　代謝症候群（metabolic syndrome）是不良的生活習慣所致，失衡的飲食生活更是根本原因。平日的飲食或聚餐時暴飲暴食。越想控制食慾，越是感到有壓力，最後反而大吃大喝。

　被診斷出有代謝症候群的人、在意代謝症候群的人，做好情緒控管很重要。然後，以培養不囤脂的身體為目標。

　輕觸自律神經療護點 1 次＋消除便祕的療護點 1 次，雙手都要進行。理想的時間是早上起床後與晚上睡前。

# 伸展雙手，預防受傷

## ▶暖手的重點

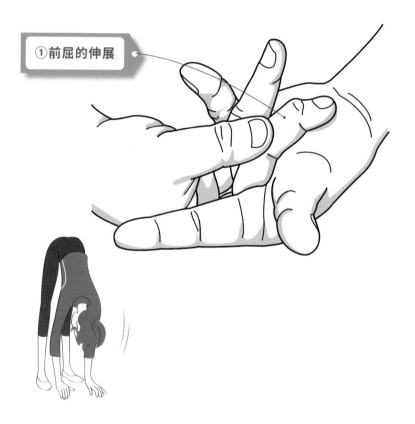

①前屈的伸展

透過手指瑜珈進行全身的暖身與伸展，這是預防受傷的熱身運動，相當適合身體僵硬的人。

①前屈：邊慢慢地吐氣，邊將中指往手掌面、手腕處用力往下扳，這麼做相當於用全身做前屈動作。吐氣的同時，深深地彎曲中指的指尖，建議做 3～5 次。

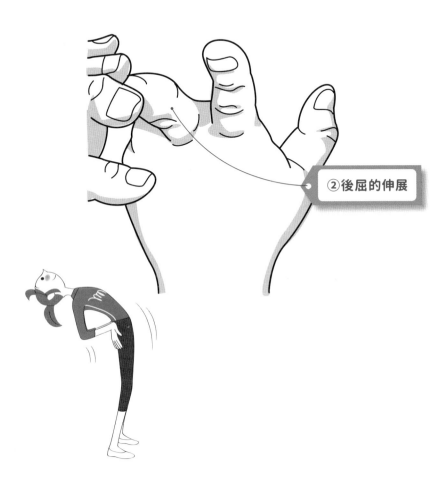

②後屈的伸展

②後屈：邊慢慢地吐氣，邊將中指的指尖往後彎，這麼做相當於上半身向後仰的動作。

# 運動後的舒緩

手掌

左手或右手都可

## ▶運動後保養的療護點

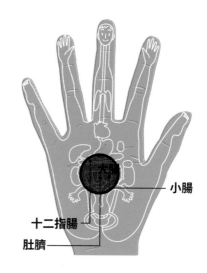

運動結束後，要讓身體好好休息。運動後的休息與保養也很重要。透過手指瑜珈調整血流，充分舒緩身心，讓疲勞感不殘留。

運動後先揉按手掌，再輕輕揉按自律神經的療護點 5 次。揉按時，請緩緩地深呼吸。

小腸

十二指腸

肚臍

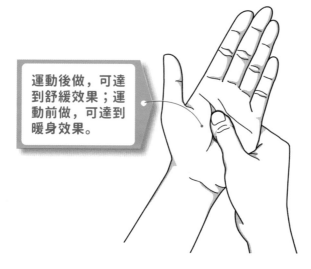

運動後做，可達到舒緩效果；運動前做，可達到暖身效果。

# 肌肉痠痛的時候

## ▶緩解肌肉痠痛的療護點

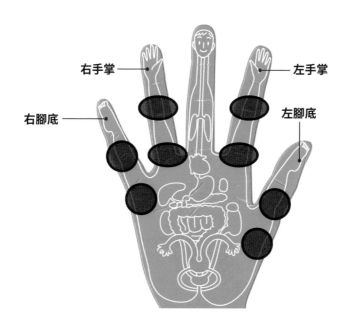

右手掌

左手掌

右腳底

左腳底

輕輕揉按手上對應疼痛部位的療護點。

例如，上臂疼痛時，請試著揉按食指、無名指的第 2 關節與根部之間。大腿疼痛時，試著揉按雙手的拇指、小指的第 2 關節與根部之間。揉按的時間、次數不拘，各位請隨意。

# 透過手指瑜珈，
# 解決孩子身體的不適

　　每天都活蹦亂跳的孩子，意外受傷或突然發燒是在所難免的事。先學會手指瑜珈，發生突發狀況時就能保持鎮定、冷靜處理。

　　先為孩子進行手指瑜珈，手與手的接觸會令孩子感到安心，有時光是這樣，身體狀況就會好轉。透過手指瑜珈，協助守護孩子的成長。

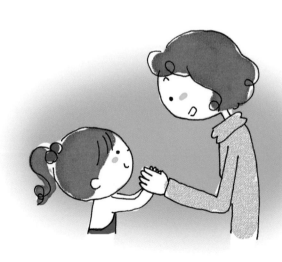

# 突如其來的發燒

手掌
左手或右手都可

## ▶幫助退燒的療護點

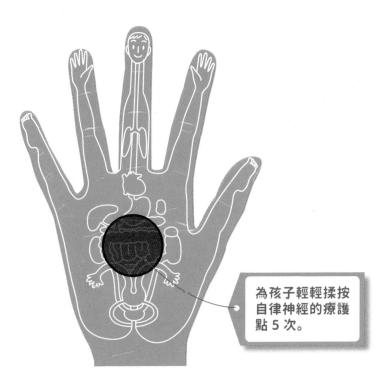

為孩子輕輕揉按
自律神經的療護
點 5 次。

　　突然發燒對孩子與從旁照顧的家人都是很難受的事。這時候，當然最好盡快就醫，但透過手指瑜珈可以消除孩子內心的不安，減輕身體的不適。

　　年幼的孩子，身體狀況不太穩定。每天早晚為他們揉按手掌，邊吐氣邊揉按自律神經的療護點。

# 鼻塞造成呼吸不順

手掌
左手或右手都可

## ▶改善鼻塞的療護點

因為鼻塞阻礙呼吸，孩子睡不著，所以一直哭鬧。快利用手指瑜珈減輕鼻塞的不適。

揉按完手掌後，輕輕地揉按手掌面、中指第1關節的上部，這兒是對應鼻子的療護點。請慢慢地、仔細地揉按。

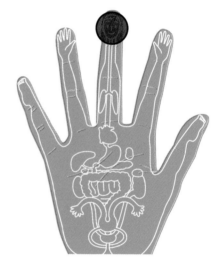

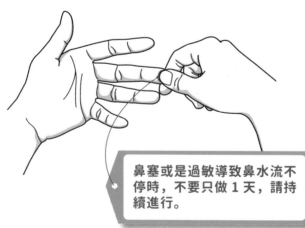

鼻塞或是過敏導致鼻水流不停時，不要只做 1 天，請持續進行。

# 過敏引發的搔癢

## ▶ 緩善過敏的療護點

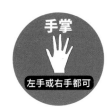

手掌

左手或右手都可

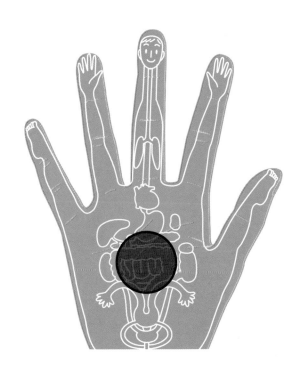

皮膚癢到心煩氣躁，睡也睡不好。過敏性皮膚炎（異位性皮膚炎）打亂孩子的生活作息，甚至影響情緒，真是令人頭痛的症狀。

首先，穩定孩子的心情，好好地為他揉按手掌。然後，慢慢地輕輕揉按自律神經的療護點。

揉按手掌的方法請參閱 P16

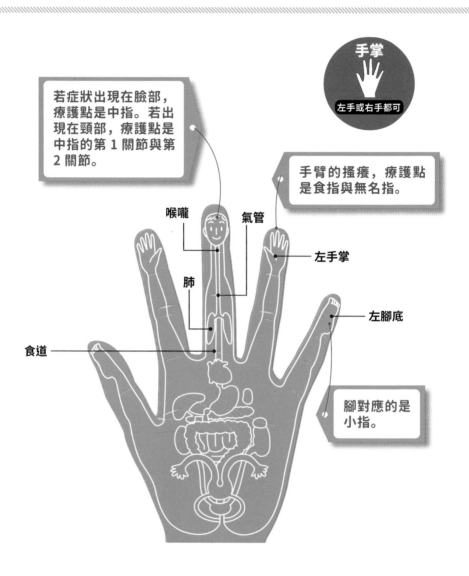

若症狀出現在臉部，療護點是中指。若出現在頸部，療護點是中指的第 1 關節與第 2 關節。

手臂的搔癢，療護點是食指與無名指。

手掌
左手或右手都可

喉嚨

氣管

肺

左手掌

左腳底

食道

腳對應的是小指。

　請抓捏手上對應過敏部位的療護點。

　症狀出現在臉部時，請仔細地輕輕揉按中指的指尖。另外像是腳，對應的是小指，手臂→中指與無名指、背部→

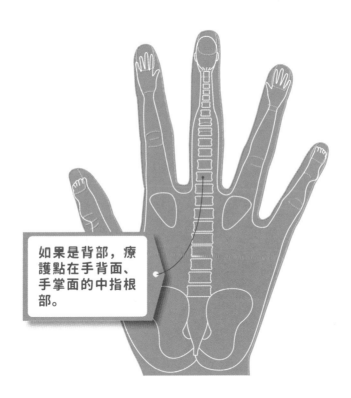

如果是背部，療護點在手背面、手掌面的中指根部。

手背面、中指根部下方的兩側、頸部→中指的第 1 關節與第 2 關節之間，次數不拘。

# 想要提高成績

手掌
左手或右手都可

## ▶提升專注力的療護點

左手

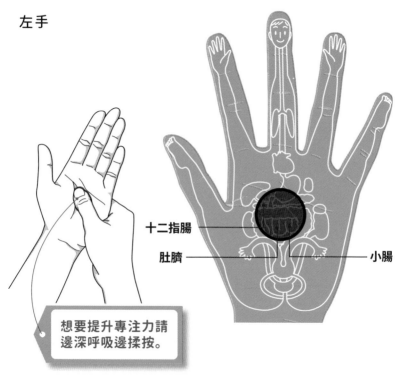

十二指腸

肚臍

小腸

想要提升專注力請
邊深呼吸邊揉按。

　　無論是到校上課或是在家自學，只要孩子集中注意力，成
績自然會變好。

　　讓孩子知道父母很重視自己，保持精神的穩定很重要。請
為孩子好好地揉按手掌，幫助讓他養成「集中注意力」的
習慣。

右手

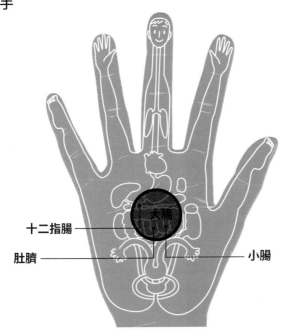

接著，為孩子揉按自律神經的療護點。這樣一來，孩子的思緒會變得清晰，學習能力提高，學習態度也跟著改變。

## ▶孩子拒絕上學時

　　當孩子拒絕上學時，怎麼處理比較好？這個部分，第 2 章已有稍微提到（請參閱 P86），如果孩子還願意對話，請輕輕撫觸他的手，為他揉按手掌。當然，只觸摸雙手也 OK。透過手與手的接觸，不少孩子會敞開心門，開口交談。

　　揉按完手掌後，接著揉按自律神經的療護點，目的是穩定孩子的心情。


## ▶孩子感到有壓力時

　　快考試前、才藝發表會前，面臨這些重要場合時，能夠不緊張是最好的狀態。輕輕揉按手掌，陪孩子一起深呼吸，為他揉按自律神經的療護點 5 次。當孩子的心情穩定下來，思考力、判斷力也會提高，比較容易發揮平常的實力。

　　當孩子準備出門時，再次提醒他，「等一下記得按手掌，還要按掌心 5 次喔！」。

## 元氣體驗分享 3

### 因手指緊繃導致生活不便時，做做手指瑜珈就能活動自如

　　有位 60 多歲的女士，數年前因為手指緊繃，平常做家事總是覺得很辛苦。連切菜、擰抹布等簡單的動作都做不來，令她相當困擾。

　　假如手指緊繃的情況持續 1 週以上，可能是風濕，請至專門的醫院求診。

　　我教導那位女士如何自行療護，方法就是揉按手掌面、食指、無名指的指尖。揉按疼痛感或緊繃感較弱的那隻手的指尖。

　　幸好，變僵硬的手指後來恢復了正常，她每天都做手指瑜珈，總算回歸原本的生活，而且她現在也成為手指瑜珈的指導員。

# 疼痛不要忍，別拿年齡當藉口

隨著年齡增長，身體各處陸續出現疲勞或疼痛。長年使用的身體，必須好好慰勞它。別忽略日常生活中常見的不舒服感，透過手指瑜珈讓身體變輕鬆。

接下來將為各位介紹各種不適症狀的改善方法。自己做，或是讓家人幫忙做手指瑜珈，共度健康快樂的生活。

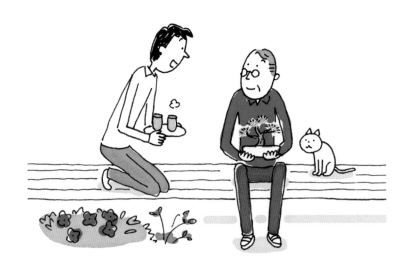

# 手指疼痛

## ▶緩解手指疼痛的療護點

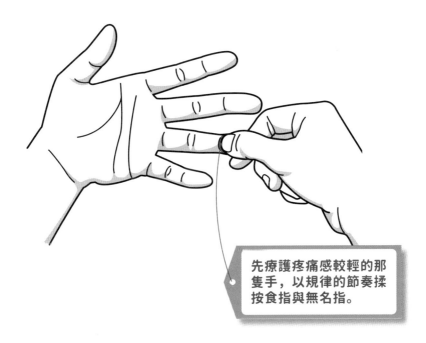

> 先療護疼痛感較輕的那隻手，以規律的節奏揉按食指與無名指。

　　做菜、打掃、洗衣服等，想順利完成這些家事，偏偏手指痛，真令人困擾。揉按完雙手的手掌後，先揉按疼痛感較輕的那隻手。

　　若是左手指尖覺得痛，請揉按右手手掌面的食指指尖。若是右手指尖覺得痛，請揉按左手手掌面的食指指尖。邊按邊數「1、2、3、4⋯⋯」，保持規律的節奏。

# 手腕疼痛
## （腱鞘炎，俗稱媽媽手）

▶緩解手腕疼痛的療護點

左手

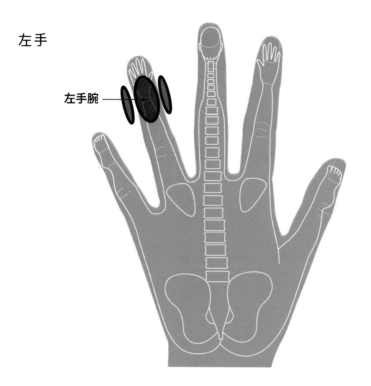

左手腕

　　在女性的煩惱當中，最普遍的就是手腕疼痛＝腱鞘炎。尤其是年輕媽媽因為帶孩子經常出現這個症狀，不過做家事、帶孩子對手腕確實會造成不小的負擔。此外，現代人工作時越來越依賴電腦，所以不少粉領族也有這個困擾。

　　肌腱的作用是穩定手腕關節的動作。活動手腕時，能夠順

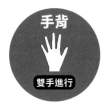

右手

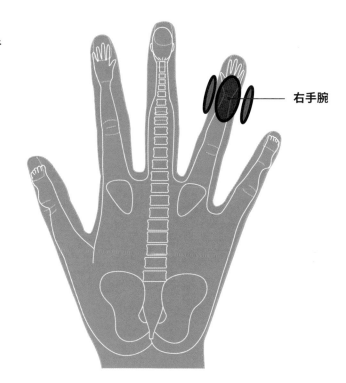

右手腕

利運作當然沒問題，但若包覆在肌腱外圍的腱鞘發炎，有時會造成疼痛感，這就是腱鞘炎。

　抓捏無名指的第 1 關節是緩解腱鞘炎疼痛的手指瑜珈。請以拇指與食指輕輕揉按，次數不拘。

# 前臂、手肘疼痛

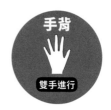

手背

雙手進行

## ►緩解手腕至手肘疼痛的療護點

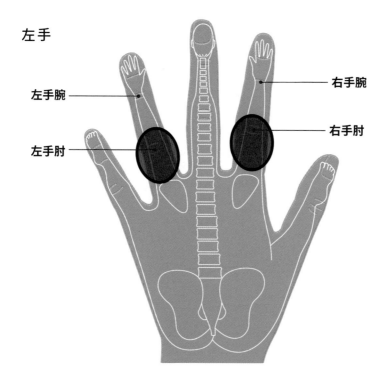

左手

左手腕

左手肘

右手腕

右手肘

　　強忍著手腕疼痛的人當中，有些人的疼痛範圍會擴大至手臂。為了減少用到手腕，勉強使用手臂，結果造成前臂肌肉或筋膜，以及手肘關節的負擔。

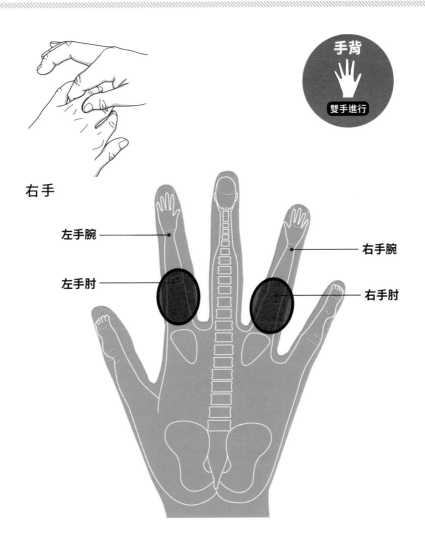

手背

雙手進行

右手

左手腕

左手肘

右手腕

右手肘

　想要緩解前臂至手肘的疼痛，請用力揉按手背面、食指與無名指的第 1 關節至第 2 關節之間。慢慢吐氣，力道強弱交錯，揉按 5 次。只要早中晚重複進行，疼痛感就會漸漸消失。

# 改善駝背

## ▶改善駝背的療護點

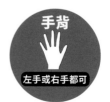

手背

左手或右手都可

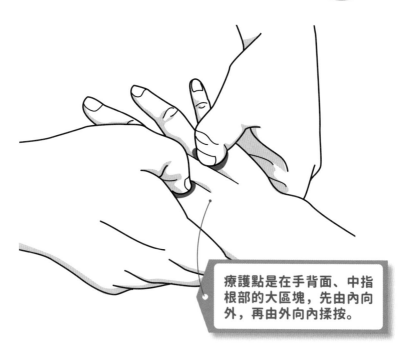

療護點是在手背面、中指根部的大區塊，先由內向外，再由外向內揉按。

　　背部彎曲、駝背等姿勢不良的人，以手指瑜珈消除背部的緊繃感，放鬆背部的肌肉。

　　分為 3 個步驟：①從中指根部的兩側朝手腕方向揉按、②從中指向下延伸，朝手腕方向揉按、③從食指、無名指的根部朝手腕方向揉按。因為手背不好按，最好是請別人幫忙。

# 四十肩、五十肩

## ▶手臂舉不起來時的療護點

手背

左手或右手都可

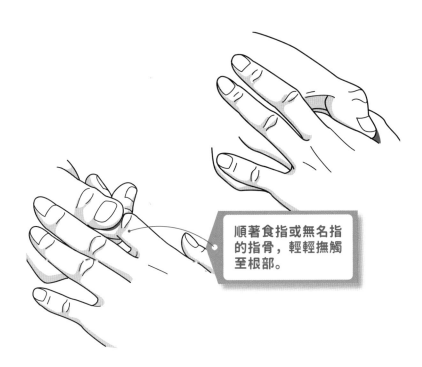

> 順著食指或無名指的指骨，輕輕撫觸至根部。

　　一舉手就痛的「四十肩」、「五十肩」，不要因為這是上了年紀的症狀就忽視，透過手指瑜珈就能緩解疼痛不適。

　　食指、無名指的第 1 關節至根部周圍是療護點的範圍，由上而下，抓捏指骨的兩側。這麼做會促進血液循環，活化包覆肩關節的衰退肌肉。

# 手腳緊繃

## ▶ 手腳緊繃時的療護點

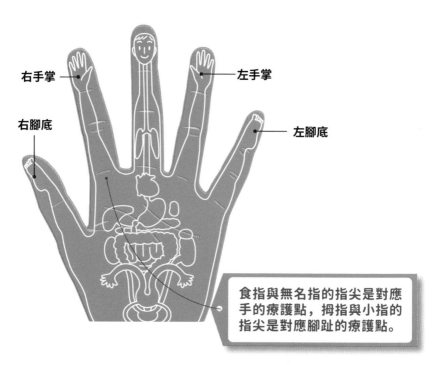

右手掌

左手掌

右腳底

左腳底

食指與無名指的指尖是對應手的療護點，拇指與小指的指尖是對應腳趾的療護點。

　　若突然覺得手腳疼痛、指尖緊繃很難受。這時候，邊吐氣邊數「1、2、3、4……」，以規律的節奏輕觸對應手腳指尖的療護點（食指、無名指、拇指、小指的指尖），促進血液循環。進行這個手指瑜珈有個重點，待稍微不痛時，先療護疼痛感或緊繃感較弱的那隻手。如果可以，最好是請別人幫忙。

# 低體溫

手掌

雙手進行

## ▶適合身體代謝差的人的療護點

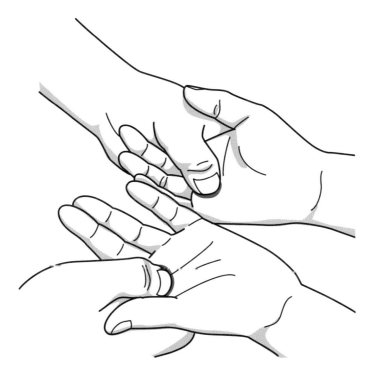

　　年輕時就缺乏運動的人，因為肌肉量少，基礎代謝變得較低，體溫也就相對降低。在這種狀態下，身體容易水腫，形成易胖體質。

　　有此困擾的人，請務必養成揉按手掌的習慣。利用些許的空檔時間，仔細地撫按整個手掌，每天持續進行這個療護。

# 高血壓
## （動脈硬化）

### ▶血壓高時的療護點

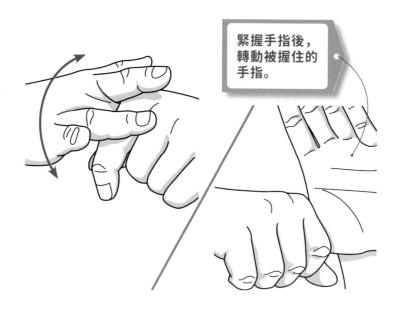

緊握手指後，轉動被握住的手指。

　　血壓偏高的人，請先進行心臟的療護。(參考右頁)

　　揉按完維持心 健康的療護點（手掌面、中指根部周圍）後，緊握每根手指，每一指各轉 10 圈，早晚都要做。

　　緊握手指是為了刺激手指的側面。轉手指時，不是轉動握手指的手，而是讓被握住的手指轉動。

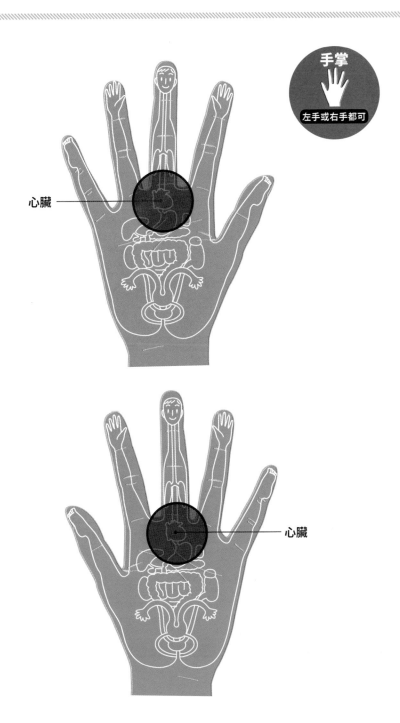

手掌

左手或右手都可

心臟

心臟

# 頻尿

## ▶改善頻尿的療護點

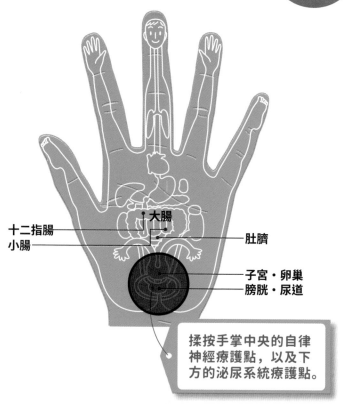

十二指腸
小腸
大腸
肚臍
子宮・卵巢
膀胱・尿道

揉按手掌中央的自律神經療護點，以及下方的泌尿系統療護點。

　　最近老跑廁所、尿急忍不住等，上了年紀後，排尿方面的困擾也跟著變多。若是女性的話，荷爾蒙失調是可能的理由之一。

　　揉按完手掌後，輕輕揉按自律神經的療護點與接近手腕的泌尿系統療護點。

# 健忘

## ▶改善健忘的療護點

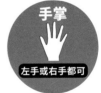

手掌

左手或右手都可

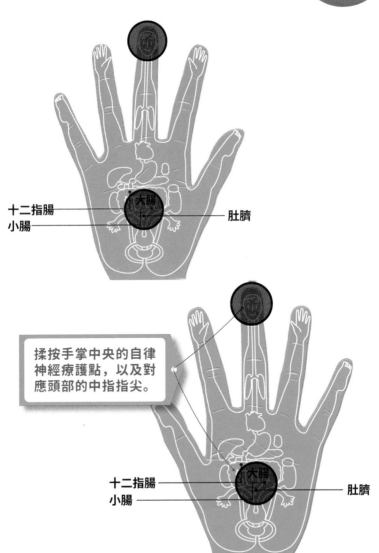

十二指腸
小腸

大腸

肚臍

揉按手掌中央的自律神經療護點，以及對應頭部的中指指尖。

十二指腸
小腸

大腸

肚臍

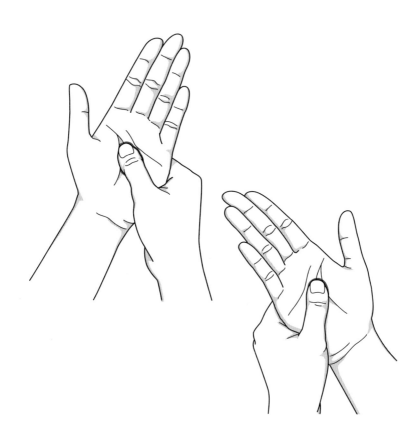

　高齡者欲改善健忘，保持血管年輕柔軟，促進頭部的血液循環很重要。

　先揉按手掌，接著再仔細揉按自律神經的療護點，以及對應頭部的中指指尖各 5 次。

　能夠察覺自己有健忘的情況還算來得及。活動手指為主的手指瑜珈，對大腦會造成各種刺激。可活化大腦的手指瑜珈，建議每天做 3 次。

# 第 4 章

「手指瑜珈」練習篇 3

輕鬆消除「不同職業」的疲勞與疼痛

## 不同職業的身體不適，
## 也能靠手指瑜珈解決！

　　前文介紹的是針對症狀、場合實行的手指瑜珈。但，工作才是一天當中佔去你我最多時間的事，每個人因為工作種類的不同，容易疲勞或疼痛的部位也各不相同。

　　因此，本章彙整出不同職業適合的手指瑜珈。從事久站或久坐的工作、經常面對人群，精神上易感疲勞、工作時必須集中精神，導致眼睛或肩膀極度疲痛、很晚或很早上班等等，請各位配合自己的職業與生活方式加以活用。

## 業務

# 每天在外奔波的工作
# 腿、內心的療護

## ▶經常在外走動者消除疲勞的療護點

　　業務除了耗費體力的外勤工作，還得處理辦公室的內務，開會時也要做簡報，身心都需要好好療護。

①腿部水腫：揉按手掌面、兩手小指的第 1 關節與第 2 關節之間。
②專注力：邊「呼～」地長吐氣，邊輕按自律神經療護點5 次。

　　做簡報前與做簡報後，按壓自律神經療護點，有助於精神方面的療護（集中與放鬆）。業務配合對方的表情或狀況給予適當回應的反應力也會跟著變靈敏。

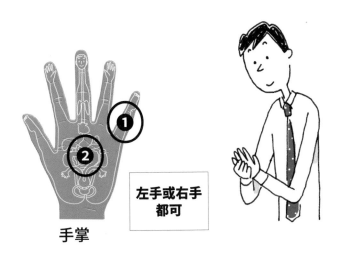

左手或右手
都可

手掌

# 用眼過度的工作
# 眼、肩、背、腿的療護

## ▶長時間使用電腦者消除疲勞的療護點

工作上久用電腦的人、任職 IT 產業的工程師,以上半身的整體療護為中心,進行眼睛與手腳冰冷的療護。

①眼睛疲勞:邊「呼~」地吐氣,邊數「1、2、3、4……」,抓捏手掌面、中指第 1 關節的指尖。

②肩頸痠痛:揉按手背面、兩手中指的第 2 關節下方至根部,以及關節的周圍。

③背部疲勞:抓捏手背面、中指根部的關節周圍→兩側靠近拇指與小指的區塊→從中指根部延伸出去的小指區塊。

④腿部水腫:揉按手掌面、兩手小指的第 1 關節與第 2 關節之間。

⑤腿部冰冷(畏寒):揉按完手掌後,接著揉按手掌面、兩手拇指與小指的第 1 關節至上方。

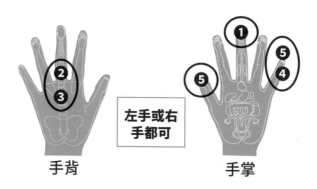

左手或右手都可

手背　　　　　手掌

## 技術、專業人員

# 精密的手工作業
# 眼、腰、背的療護

## ▶從事精密作業者消除疲勞的療護點

技術人員或修繕工等從事精密作業的人，眼睛、背部或腰部周圍容易疲勞。為降低工作時受傷或出錯的風險，請利用工作的空檔時間進行療護。

①腰痛：揉按手掌面、兩手小指的根部兩側。
②眼睛疲勞：邊「呼～」地吐氣，邊數「1、2、3、4……」，抓捏手掌面、中指第 1 關節的指尖。
③背部疲勞：輕觸手背面、中指根部的關節周圍→中指根部下的指骨外側→順著食指、無名指根部的關節往下至指骨。

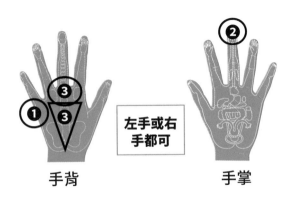

手背　　　　　　　左手或右手都可　　　　　　　手掌

# 必須久站的工作
# 腰、腿的療護

## ▶長時間久站者消除疲勞的療護點

　　整天都得站著工作的人，下半身的療護很重要。手指瑜珈就算站著也能做，請務必試一試。比起只做一隻手，雙手都做，效果更好。

①腰痛：揉按手掌面、兩手小指的根部兩側。
②腿部水腫：揉按手掌面、兩手小指的第 1 關節與第 2 關節之間。
③腿部冰冷（畏寒）：揉按完手掌後，接著揉按手掌面、兩手拇指與小指的第 1 關節至上方。

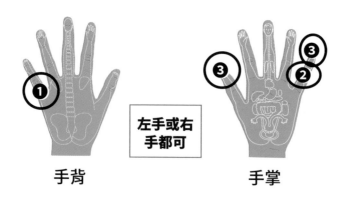

手背　　　左手或右手都可　　　手掌

## 照服員、保育員

# 勞心勞力的工作
# 腰、肩、手手臂、腿的療護

## ▶從事勞力工作者消除疲勞的療護點

社福工作相當耗費體力。利用休息時間進行疲勞部位的療護，順便轉換一下心情。

①腰痛：揉按手掌面、兩手小指的根部兩側。

②肩頸痠痛：揉按手背面、兩手中指的第 2 關節下方至根部，以及關節的周圍。

③腱鞘炎：揉按手背面、食指與無名指的第 1 關節至第 2 關節處，左手痛對應的是無名指、右手痛對應的是食指。

④腿部水腫：揉按手掌面、兩手小指的第 1 關節與第 2 關節之間。

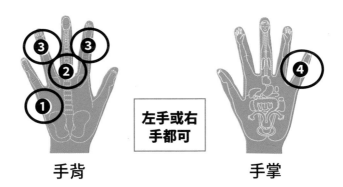

左手或右手都可

手背　　　　　　手掌

# 邊站邊動的工作
# 腰、腿、手臂的療護

## ▶從事技術＋久站工作者消除疲勞的療護點

　　西餐廚師、日式料理師傅或是美容師、理容師都必須長時間站著工作，而且會用到整個上半身。收工後，請找時間進行療護。

①腰痛：揉按手掌面、兩手小指的根部兩側。
②腿部水腫：揉按手掌面、兩手小指的第 1 關節與第 2 關節之間。
③手臂疲勞：揉按手背面、食指與無名指的第 1 關節至根部。
④腿部冰冷（畏寒）：揉按完手掌後，接著揉按手掌面、兩手拇指與小指的第 1 關節至上方。

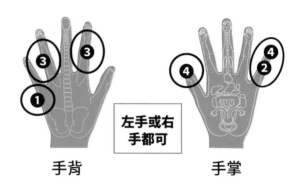

左手或右手都可

手背　　　　　　　　手掌

## 司機

# 駕駛運輸工具的工作
# 腰、眼、腿、背的療護

### ▶壓力＋長時間保持相同姿勢者消除疲勞的療護點

計程車或卡車司機的腰背部與眼睛最容易累積疲勞。因為以相同姿勢處於長時間的緊繃狀態，好好休息很重要。請趁著休息時間，進行手指瑜珈。

①腰痛：揉按手掌面、兩手小指的根部兩側。
②眼睛疲勞：邊「呼～」地吐氣，邊數「1、2、3、4……」，抓捏手掌面、中指第 1 關節的指尖。
③腿部水腫：揉按手掌面、兩手小指的第 1 關節與第 2 關節之間。
④背部疲勞：輕觸手背面、中指根部的關節周圍→中指根部下的指骨外側→順著食指、無名指根部的關節往下至指骨。

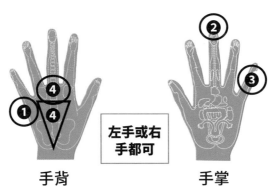

手背　　　　左手或右手都可　　　　手掌

# 阿惠老師的「手指瑜珈」體驗管道

　　「阿惠老師的手指瑜珈＆感謝諮商」隨時都能舉辦①個人體驗課程、②團體體驗課程、③感謝諮商師培訓講座。

　　若有屬意的實行場所，請以電話或電郵告知。如果是團體體驗課程，可事先安排好適合的空間。

## ①個人體驗課程

　　阿惠老師的一對一手指瑜珈教學。透過諮商確認當事人的煩惱後，針對狀態進行自我療護的指導。

## ②團體體驗課驗

　　以團體為單位的手指瑜珈教學。可以學到基礎理論，體驗基本療護。

## ③感謝諮商師培訓講座

　　培訓能夠指導與推廣手指瑜珈的人材。藉由一日講座，傳授以選擇理論心理學為基礎的心理諮商技巧，以及手指瑜珈的理論與實習。講座結束後，參加者可獲得指導員認定證。

※ 欲知體驗課程的時間表、相關情報請瀏覽以下的網站、FB。

●「阿惠老師的感謝俱樂部」
http://meguchan.jp/
請上網搜尋「阿惠老師（めぐちゃん先生）」。

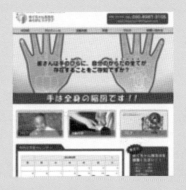

●吉地惠 FB
http://www.facebook.com/megumi.kichiji

●若有其他問題，請連結至
http://meguchan.jp/contact.html。

# 後記

## 皆大歡喜的手指瑜珈 ——
## 你滿意，我開心

「阿惠老師手指瑜珈教室」開設至今已經 8 年了。這些年認識了不少志同道合的人，現在約有 530 位指導員在日本各地與我一起推廣手指瑜珈。

能夠獨自輕鬆進行的「手指瑜珈」，當身體狀況不太好，或是有無法言喻的不適感，皆可透過這種療護方法獲得改善。

但我畢竟不是醫師，無法篤定地說，手指瑜珈是治療方法，也不能保證這能治好疾病。不過，我確實遇過想藉此解決身體不適症狀的人。後來，得知對方的情況好轉，靠自己的力量使體況恢復正常，令我十分欣慰。

衷心期望各位與身邊重要的人，透過直接碰觸自己的手、他人的手的「手指瑜珈」變得越來越健康。

吉地　惠

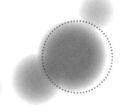

一起來　美 006

揉揉手指的驚人自癒力【完全版】

從肩頸痠痛、偏頭痛、生理痛、五十肩到便祕，每天按摩1分鐘，就能立即舒緩的手指瑜珈按摩法

目・肩・腰に効く　完全版　指ヨガ

監　　修　吉地惠
責任編輯　蔡欣育
封面設計　萬勝安
內頁排版　蕭旭芳
製作協力　楊惠琪
企畫選書　蔡欣育
社　　長　郭重興
發行人兼出版總監　曾大福

出版　一起來出版
發行　遠足文化事業股份有限公司
　　　23141 新北市新店區民權路 108-2 號 9 樓
　　　電話 02-22181417
　　　傳真 02-86671851
　　　郵撥帳號 19504465
　　　戶名 遠足文化事業股份有限公司
法律顧問　華洋法律事務所　蘇文生律師

初版一刷　二〇一七年七月
定價　二八〇元

ME・KATA・KOSHI NI KIKU KANZENBAN YUBIYOGA
Copyright ©Shufunotomo Co., Ltd. 2015
All rights reserved.
Originally published in Japan by SHUFUNOTOMO Co.,Ltd.
Chinese (in traditional character only) translation rights arranged with
SHUFUNOTOMO Co.,Ltd. through CREEK & RIVER Co., Ltd.

揉揉手指的驚人自癒力【完全版】：從肩頸痠痛、偏頭痛、生理痛、五十肩到
便祕，每天按摩 1 分鐘，就能立即舒緩的手指瑜珈按摩法 / 吉地惠著． -- 初
版． -- 新北市：一起來出版：遠足文化發行，2017.07
　　面；　　公分． --（一起來美；6）
　譯自：目・肩・腰に効く完全版指ヨガ
　ISBN 978-986-94606-1-3（平裝）

1. 瑜珈 2. 手指
411.15　　　　　　　　　　　　　　　　　　　106008049